GUANGZHOUSHI SHEQU
JINGSHEN KANGFU FUWU TIXI YANJIU

广州市社区
精神康复服务体系研究

雷 杰 李学斌 及晓涵 林宝贤 著

U0386056

中山大学出版社
SUN YAT-SEN UNIVERSITY PRESS

·广州·

图书在版编目（CIP）数据

广州市社区精神康复服务体系研究/雷杰等著. —广州：中山大学出版社，2020.6

ISBN 978 - 7 - 306 - 06881 - 1

Ⅰ.①广… Ⅱ.①雷… Ⅲ.①精神病—康复医学—社区卫生服务—研究—广州 Ⅳ.①R749.09

中国版本图书馆 CIP 数据核字（2020）第 088058 号

出 版 人：王天琪
策划编辑：罗雪梅
责任编辑：罗雪梅
封面设计：曾　斌
责任校对：潘惠虹
责任技编：何雅涛
出版发行：中山大学出版社
电　　话：编辑部 020 - 84110771，84113349，84111997，84110779
　　　　　发行部 020 - 84111998，84111981，84111160
地　　址：广州市新港西路 135 号
邮　　编：510275　　传　真：020 - 84036565
网　　址：http：//www. zsup. com. cn　E-mail：zdcbs@ mail. sysu. edu. cn
印 刷 者：虎彩印艺股份有限公司
规　　格：787mm×1092mm　1/16　18 印张　300 千字
版次印次：2020 年 6 月第 1 版　2020 年 6 月第 1 次印刷
定　　价：48.00 元

调研指导单位：
广州市残疾人联合会

调研支持单位（以下按单位名称拼音顺序排序）：
广州市白云区残疾人联合会、广州市残疾人就业培训服务中心、广州市从化区残疾人联合会、广州市海珠区残疾人联合会、广州市花都区残疾人联合会、广州市黄埔区残疾人联合会、广州市康纳学校、广州市康宁农场、广州市荔湾区残疾人联合会、广州市民政局精神康复医院、广州市番禺区残疾人联合会、广州市天河区残疾人联合会、广州市越秀区残疾人联合会、广州市增城区残疾人联合会、广州医科大学附属脑科医院

调研支持机构（以下按单位名称拼音顺序排序）：
广州利康社会工作服务中心、广州利民精神健康社会工作资源中心、广州市白云区社区精神康复综合服务中心、广州市从化区残疾人康复养护服务中心、广州市从化区社区精神康复综合服务中心、广州市海珠区社区精神康复综合服务中心、广州市恒福社会工作服务社、广州市花都区社区精神康复综合服务中心、广州市花都区思康社会服务中心、广州市黄埔区爱海慈航社会工作服务中心、广州市黄埔区（北）社区精神康复综合服务中心、广州市黄埔区（南）社区精神康复综合服务中心、广州市黄埔区同人社会工作服务中心、广州市家康社会工作服务中心、广州市荔湾区社区精神康复综合服务中心、广州市番禺区康园工疗站服务中心、广州市番禺区社区精神康复综合服务中心、广州市天河区社区精神康复综合服务中心、广州市心康社会服务中心、广州市越秀区社区精神康复综合服务中心、广州市增城区社区精神康复综合服务中心

调研员（以下按姓氏拼音顺序排序）：
陈浪巧、陈思超、陈梓华、杜艳荣、冯翠玉、黄镔、黄丹蕾、黄晓吟、李冰、李晓霞、李泽如、刘晓雯、潘楚霖、阮呈丽、苏晓慧、谭国星、王碧丽、伍田妹、叶夏琳、尹靖淞

目　　录

第一章　研究缘起

一、政策背景

残疾人事业是新时代中国特色社会主义建设的重要组成部分。近年来，党和政府高度重视残疾人事业。2014 年，习近平总书记在第五次全国自强模范暨助残先进集体和个人表彰大会上发表重要讲话，强调残疾人是"坚持和发展中国特色社会主义的一支重要力量"，"各级党委和政府要高度重视残疾人事业，把推进残疾人事业当作分内的责任，各项建设事业都要把残疾人事业纳入其中，不断健全残疾人权益保障制度"[①]。2016年 7 月，习近平总书记到河北省唐山市考察时提出："到 2020 年全面建成小康社会，残疾人一个也不能少。"[②] 同年，习近平总书记在全国卫生与健康大会上强调：要重视重点人群健康，努力实现残疾人"人人享有康复服务"的目标。[③] 2017 年，党的十九大报告将保障和改善民生列为新时代坚持和发展中国特色社会主义的基本方略之一，提出要加强社会保障体系建设，发展残疾人事业，加强残疾人康复服务。[④]

与此同时，精神障碍和精神疾病问题日益严峻。2008 年，世界卫生组织（WHO）发布《全球疾病负担评估报告》，指出诸如抑郁症等精神

---

① 《习近平会见第五次全国自强模范暨助残先进集体和个人表彰代表》，新华网，http：//news. xinhuanet. com/photo/2014 – 05/17/c_1110732064. htm，2014 – 5 – 17。

② 《习近平在河北唐山市考察》，中华人民共和国中央人民政府网，http：//www. gov. cn/fuwu/cjr/2016 – 07/29/content_ 5124019. htm，2016 – 7 – 28。

③ 《习近平：把人民健康放在优先发展战略地位》，新华网，http：//news. xinhuanet. com/politics/2016 – 08/20/c_1119425802. htm，2016 – 8 – 20。

④ 《习近平：决胜全面建成小康社会　夺取新时代中国特色社会主义伟大胜利——在中国共产党第十九次全国代表大会上的报告》，中华人民共和国中央人民政府网，http：//www. gov. cn/zhuanti/2017 – 10/27/content_5234876. htm，2017 – 10 – 27。

障碍是全球范围内造成残疾的 20 个主要原因之一。早在 21 世纪初，我国便与 WHO 达成共识，认为精神卫生已成为重大的公共卫生问题和突出的社会问题。① 2012—2014 年，40 余家精神专科医院和高校的专业人员在科技部、国家卫生和计划生育委员会（简称"卫计委"，今国家卫生健康委员会）支持下共同开展了中国精神障碍疾病负担及卫生服务利用研究。结果显示：我国心境障碍患病率为 4.06%（其中抑郁障碍患病率为 3.59%），焦虑障碍患病率为 4.98%，酒精药物使用障碍患病率为 1.94%，精神分裂症及其他精神病性障碍患病率为 0.61%。这一数据高于我国 20 世纪 80 年代与 90 年代的调查结果。可见，精神障碍的患病率呈总体上升的趋势。② 有鉴于此，国家卫计委于 2013 年将精神分裂症等 6 项严重精神障碍纳入重点管理。③ 截至 2016 年年底，全国在册严重精神障碍患者达 540 万例。其中，精神分裂症患者数约占在册患者总数的 3/4。④ 更有数据显示：按照国际上衡量健康状况的伤残调整生命指标评价各类疾病的总负担，精神疾患在我国疾病总负担⑤的排名中居首位，已超过了心脑血管、呼吸系统及恶性肿瘤等疾患。此外，各类精神问题约占疾病总负担的 1/5；预计到 2020 年，这一比率将升至 1/4。⑥

由上可见，精神障碍和精神疾病的问题日益严峻，不仅给国家和人民带来沉重的医疗负担，也严重制约了社会发展。

在此背景下，2012 年 10 月 26 日，全国人大常委会表决通过了《中华人民共和国精神卫生法》（以下简称《精神卫生法》），并于 2013 年正式实施。《精神卫生法》是一部规范精神障碍患者治疗、保障精神障碍患

---

① 世界卫生组织：《全球疾病负担评估报告》，https://www.docin.com/p-72431181.html，2008-1-31。

② 黄悦勤：《中国精神卫生调查概况》，中华医学会第十五次全国精神医学学术会议（CSP2017）专题，http://news.medlive.cn/psy/info-progress/show-132814_60.html，2017-9-8。

③ 国家卫生和计划生育委员会：《国家卫生计生委关于印发严重精神障碍发病报告管理办法的通知》，http://www.nhc.gov.cn/jkj/s5889/201308/bd5d4e6d9fa14a96b0dc01dababd75b.shtml，2013-9-2。

④ 国家卫生和计划生育委员会：《2017 年 4 月例行新闻发布会材料：全国精神卫生工作进展情况》，http://www.moh.gov.cn/zhuz/xwfb/201704/20cf8768e05445a387a1c4bf1be9ec6d.shtml，2017-4-7。

⑤ 疾病负担：根据某项疾病或外伤导致残疾及劳动能力丧失的情况评价其疾病负担，如精神问题的疾病负担为因精神问题导致残疾及劳动能力丧失的情况。

⑥ 《我国精神疾病总负担排名第一 专家呼吁重视预防》，《河南日报》2015 年 4 月 28 日。

者权益和促进精神障碍者康复的法律。《精神卫生法》对精神障碍患者的社区康复做出规定，要求"县级人民政府根据本行政区域的实际情况，统筹规划，建立精神障碍患者社区康复机构，为需要康复的精神障碍患者提供场所和条件，对患者进行生活自理能力和社会适应能力等方面的康复训练"[①]。2017 年 10 月，民政部会同财政部、卫生计生委、中国残联起草印发《关于加快精神障碍社区康复服务发展的意见》（民发〔2017〕167 号）。该意见提出，加快精神障碍社区康复服务发展是贯彻落实"健康中国 2030"规划纲要，努力实现残疾人"人人享有康复服务"目标的重要举措，并明确提出："到 2025 年，80% 以上的县（市、区）广泛开展精神障碍社区康复服务。在开展精神障碍社区康复的县（市、区），60% 以上的居家患者接受社区康复服务，形成一批具有推广价值的技术规范和服务模式，基本建立家庭为基础、机构为支撑，'社会化、综合性、开放性'的精神障碍社区康复服务体系。"[②]

二、广州经验

广州市精神残疾人社区康复工作走在全国前列。早在 2013 年，广州市残疾人联合会（以下简称"市残联"）、广州市民政局、广州市财政局共同印发《广州市社区精神康复综合服务中心建设方案》（以下简称"穗残联〔2013〕201 号文"）。该文提出，从 2013 年起，在全市分步骤开展广州市社区精神康复综合服务中心（以下简称"精综"）建设工作，进一步做好精神残疾人社区康复工作。[③] 广州市精综采用"政府出资购买、社会组织承办、全程跟踪评估"的运营模式，由社会工作服务机构承接运营，以精神病人和精神病康复者群体为服务对象，提供包括咨询、转介、辅导、个案、危机介入等在内的"一站式"综合精神康复服务。从这一定义中，我们可以发现，广州市精综有以下三个运营特点。

一是"政府出资购买"和"社会组织承办"。广州市精综由广州市残

---

① 《中华人民共和国精神卫生法》，中华人民共和国中央人民政府网，http://www.gov.cn/jrzg/2012–10/26/content_ 2252122.htm，2012–10–26。

② 民政部、财政部、卫生计生委、中国残联：《关于加快精神障碍社区康复服务发展的意见》，2017。

③ 广州市残联：《广州市社区精神康复综合服务中心建设方案》，2013。

联（2013—2016年）及各区残联（2017年后）以政府购买服务的形式（每年每个96万元）确定并委托社会工作机构承接运营。残联部门是精综服务的购买方，社会工作机构是精综服务的承接方。

二是"全程跟踪评估"。残联部门同时还是精综服务的管理方，并全程对精综服务实行跟踪评估。其中，较为重要的机制有服务工时机制，即每项服务内容不仅以数量指标的形式呈现，还同时转化为服务工时加以量化（如需完成个案200个，转化为需完成个案服务5000小时）；服务质量评估机制，即由残联部门委托第三方评估机构按照市残联制定的服务评估指标体系对精综服务进行评估。通过这些跟踪评估的手段，残联部门可以实现对精综服务的监管。

三是"以精神病人和精神病康复群体为服务对象"和"提供'一站式'综合精神康复服务"。精综提供的服务是针对社区精神病康复者，包括探访、个案、小组、社会功能及职业技能训练、家属服务、社区共融活动等在内的综合性的社区精神康复服务。服务对象和服务内容的特殊性亦是精综运营的一大特点。

为了促进广州市精综的专业发展和规范建设，广州市残联研究并制定了一系列指引制度及方案，如《广州市社区精神康复综合服务中心场地运营建设标准（试行)》①（以下简称"穗残联〔2014〕186号文"）、《广州市社区精神康复综合服务中心业务工作用表》②（以下简称"穗残联〔2014〕195号文"）、《关于印发〈广州市社区精神康复综合服务中心服务质量监察评估办法〉的通知》③（以下简称"穗残联〔2016〕88号文"）、《关于实施〈广州市社区精神康复综合服务中心建设方案〉的补充通知》④（以下简称"穗残联〔2016〕96号文"）等。这些文件对广州市精综的场地设施、业务工作和服务质量评估工作做出了相关规定，在广州市精综的发展进程中发挥了重要的引领作用。

截至2017年，广州市已经在全市范围内建立了11间精综，基本保障

---

① 广州市残联：《广州市社区精神康复综合服务中心场地运营建设标准（试行)》，2014。
② 广州市残联：《广州市社区精神康复综合服务中心业务工作用表》，2014。
③ 广州市残联：《关于印发〈广州市社区精神康复综合服务中心服务质量监察评估办法〉的通知》，2016。
④ 广州市残联：《关于实施〈广州市社区精神康复综合服务中心建设方案〉的补充通知》，2016。

了全市每个区均有 1 间精综的基础配置。每间精综为区内的精神病康复者提供专业服务，初步建立了社区精神病人和精神病康复者的服务体系，为促进社区精神康复者回归社会生活提供了有力的支持和保障。

经过 4 年（2014—2017 年）的发展，广州市精综项目已经初步形成了稳定的服务运营机制，奠定了一定的服务基础，产生了较为显著的服务成效。截至 2017 年 10 月，多数精综已成功结束第一个 3 年的服务周期，开始进入下一个服务发展阶段。为了全面了解广州市精综发展的总体情况，掌握广州市社区精神康复服务发展现状，广州市残联委托本书课题组开展"广州市社区精神康复服务体系建设调研项目"（以下简称"广州市精综调研项目"）。本书便是广州市精综调研项目的成果呈现。

本书将分为三部分内容：首先，介绍本次调研的方法，包括文献分析法、问卷调查法、深度访谈法等。其次，系统地呈现广州市精综发展的总体情况、从业人员情况、服务情况、康复者及照顾者情况，全面地描绘广州市精综服务发展的现状。最后，从政府购买服务机制的角度出发，从项目定位及指引、项目规模及配套、项目监管体系、服务质量管理及专业能力建设等方面总结广州市精综项目发展的成果及发展经验，分析当前项目存在的问题，并从"共建、共治、共享"的角度提出相应的改善建议，为构建多面向、深层次的服务体系规划建言献策。

第二章　研究方法

　　广州市精综调研项目由广州市残联委托并统筹指导，由本书课题组于2017年9—11月期间具体实施，针对广州市社区康复服务体系开展了系统的调研工作。本次调研有以下三个目的：第一，通过调查承办机构、从业人员、服务情况等方面的情况，全面了解过去4年（2014—2017年）广州市精综的发展状况；第二，从使用服务的康复者及其照顾者的反馈入手，深入总结广州市精综所取得的服务成效；第三，基于过去4年服务的经验与挑战，对未来广州市社区康复服务体系建设提供科学的建议。为达到以上研究目标，调研团队主要采用了文献分析、问卷调查、深度访谈等研究方法。

一、文献分析

　　调研团队在广州市残联的帮助下，收集了自2014年来各区精综的中期、末期评估报告与自评报告。其中，评估报告包括：2014年中期评估报告2份①、2014年末期评估报告4份②、2015年中期评估报告11份③、2015年末期评估报告12份、2016年末期评估报告9份④、2017年中期评估报告2份⑤，合计40份⑥。自评报告包括：2015年末期自评报告12份、

---

① 2014年中期评估时，仅荔湾区、越秀区精综已成立，其他精综尚未成立。
② 2014年末期评估时，仅荔湾区、越秀区、海珠区、增城区精综已成立，其他精综尚未成立。
③ 天河区精综未提供2015年中期评估报告。
④ 黄埔区（北）、增城区、天河区精综未提供2016年末期评估报告。
⑤ 截至调研开展期间（2017年10月），仅花都区、番禺区精综2017年中期评估报告已完成。
⑥ 市残联未收录各区2016年中期评估报告；截至调研开展期间（2017年10月），各区2017年末期评估尚未开展，因此缺乏2017年末期评估报告。

2016 年中期自评报告 11 份[1]、2016 年末期自评报告 12 份，合计 35 份[2]。调研团队总计收集评估报告、自评报告 75 份，具体文献资料如表 2-1 所示。通过对这些评估报告进行分析，调研团队分析了各区精综的服务内容、服务板块、服务指标完成情况等信息。

表 2-1　广州市精综调研评估报告收集情况

精综	评估报告								自评报告							
	2014年		2015年		2016年		2017年		2014年		2015年		2016年		2017年	
	中期	末期	中期	末期	中期	末期	中期	末期	中期	末期	中期	末期	中期	末期	中期	末期
从化区			√	√		√						√	√	√		
花都区			√	√		√	√					√	√	√		
海珠区		√	√	√		√						√	√	√		
白云区			√	√		√						√	√	√		
荔湾区	√	√	√									√	√	√		
越秀区	√	√	√									√	√	√		
番禺区			√	√		√	√					√	√	√		
南沙区			√	√		√						√	√	√		
黄埔区（北）[3]			√	√		√						√	√	√		
黄埔区（南）[4]			√	√		√						√	√	√		
增城区			√	√		√						√		√		
天河区				√								√	√	√		
合计	2	4	11	12	0	9	2	0	0	0	0	12	11	12	0	0
总计	评估报告 40 份 + 自评报告 35 份 = 75 份															

---

[1]　增城区精综未提供 2016 年中期自评报告。

[2]　市残联未收录各区 2014 年中期、末期自评报告，2015 年中期自评报告及 2017 年中期自评报告；截至调研开展期间（2017 年 10 月），各区 2017 年末期评估尚未开展，因此缺乏 2017 年末期自评报告。

[3]　黄埔区（北）精综是原萝岗区精综，因萝岗区已并入黄埔区，全书将其表述为"黄埔区（北）精综"。

[4]　黄埔区（南）精综是原黄埔区精综，为与原萝岗精综区分，全书将其表述为"黄埔区（南）精综"。

二、问卷调查

调研团队亦采取了问卷派发的形式，以了解各区精综的项目运营、从业人员、康复者的详细信息。问卷派发共分为以下三个阶段。

第一阶段为项目问卷调查，于 2017 年 9 月中下旬开展。调研团队设计出"广州市社区精神康复综合服务中心调查问卷"（以下简称"项目问卷"），其内容涵盖服务中心运营、人员情况、督导与培训支持、服务开展情况、相关方合作情况、组织财务情况等基本情况。调研团队向 11 间①精综派发该问卷，最终回收有效问卷 11 份，回收率 100%，问卷有效率为 100%。

第二阶段为从业人员问卷调查，于 2017 年 10 月期间开展。调研团队设计出"广州市社区精神康复综合服务中心从业人员调查问卷"（以下简称"人员问卷"），其调查的对象为精综的项目工作人员。人员问卷调查内容包括从业人员基本情况、工作能力、流动意愿、薪酬水平等。调研团队向 11 间②精综、合共 88 名工作人员派发问卷，实际回收 87 份（1 人产假休假中），回收率为 98.86%，问卷有效率为 100%。

第三阶段为服务对象问卷调查，于 2017 年 11 月上旬开展。调研团队设计出"广州市社区精神康复综合服务中心精神病康复者调查问卷"（以下简称"康复者问卷"）及"广州市社区精神康复综合服务中心精神病康复者家属问卷"（以下简称"照顾者问卷"）。其中，康复者问卷包括康复者基本情况、社会支持情况、身体状况及服务反馈等内容；照顾者问卷包括照顾者基本情况、照顾情况、身体状况、服务反馈等内容。调研团队向每间精综派发康复者问卷 25 份，并一一对应地向其照顾者派发照顾者问卷 25 份。其中，花都区、黄埔区（南）及增城区派发的康复者问卷略多于 25 份，分别为 28 份、32 份、26 份。花都区、荔湾区、黄埔区（南）及增城区派发的照顾者问卷略多于 25 份，分别为 28 份、26 份、33 份、

---

① 由于天河区精综尚未完成新一周期的招投标工作，因此未向该精综派发项目问卷。
② 由于天河区精综尚未完成新一周期的招投标工作，因此未向该精综派发人员问卷。

26 份。调研团队总计在 11 间精综①中派发康复者问卷 286 份,照顾者问卷 288 份,合计 574 份问卷(每间精综不少于 50 份,平均 52.18 份)。最后按计划实际回收康复者问卷 268 份,回收率达 93.71%;照顾者问卷 268 份,回收率达 93.06%。最终录入康复者有效问卷共 246 份,问卷有效率达 91.79%;最终录入照顾者有效问卷共 256 份,问卷有效率达 95.52%。

问卷调查派发情况具体如表 2-2 所示。

表 2-2 广州市精综调研问卷派发情况(单位:份)

精综	项目问卷			人员问卷			康复者问卷			照顾者问卷		
	实发	实收	有效	实发	实收	有效	实发	实收	有效	实发	实收	有效
从化区	1	1	1	8	7	7	25	25	25	25	25	25
花都区	1	1	1	8	8	8	28	28	21	28	28	28
海珠区	1	1	1	8	8	8	25	24	23	25	22	20
白云区	1	1	1	8	8	8	25	19	16	25	19	12
荔湾区	1	1	1	8	8	8	25	25	25	26	26	26
越秀区	1	1	1	8	8	8	25	23	21	25	23	22
番禺区	1	1	1	8	8	8	25	25	23	25	25	25
南沙区	1	1	1	8	8	8	25	16	16	25	16	15
黄埔区(北)	1	1	1	8	8	8	25	25	20	25	25	24
黄埔区(南)	1	1	1	8	8	8	32	32	32	33	33	33
增城区	1	1	1	8	8	8	26	26	24	26	26	26
合计	11	11	11	88	87	87	286	268	246	288	268	256
回收率	100%			98.86%			93.71%			93.06%		
有效率	100%			100%			91.79%			95.52%		

---

① 由于天河区精综尚未完成新一周期的招投标工作,因此未向该精综派发康复者问卷及照顾者问卷。

三、深度访谈

　　调研团队在 2017 年 10 月期间对广州市 11 个行政区的残联及 11 间精综①、3 个市残联直属事业单位（广州市康宁农场②、广州市康纳学校③、广州市残疾人就业培训服务中心④）、2 间精神康复医院（广州医科大学附属脑科医院⑤、广州市民政局精神病院⑥）和 1 个精神健康资源中心（广州利民精神健康社会工作资源中心⑦），进行了共 18 次的实地走访。其中，共与 16 名区残联代表、2 名承接精综的社工机构负责人、12 名精综项目主任、17 名精综社工及 12 名市残联直属事业单位、精神康复医院、精神健康资源中心代表进行半结构式访谈，了解项目的开展状况，并收集了他们对广州市社区康复服务体系建设的建议。深度访谈的情况见表 2 - 3。

---

　　① 其中，由于天河区精综尚未完成新一周期的招投标工作，访谈未在天河区残联所在地进行。

　　② 广州市康宁农场是广州市残疾人联合会直属事业单位，是一所专门负责精神病人康复过渡期的生活照顾、生活与劳动技能训练工作的康复培训机构。

　　③ 广州市康纳学校（广州儿童孤独症康复研究中心）是国内第一所专门针对 16 岁以下孤独症谱系障碍儿童的公立全日制特殊教育学校与研究机构，隶属于广州市残疾人联合会。

　　④ 广州市残疾人就业培训服务中心主要承担为广州市残疾人提供劳动就业指导服务，监察残疾人就业情况，以及为残疾人提供合适的职业技能培训、职业康复训练服务等工作。

　　⑤ 广州医科大学附属脑科医院是我国第一所精神病专科医院，服务人群涵盖从儿童青少年到老年、从轻性到重性、从急性到慢性的精神心理障碍人群，为人民群众提供全面精神卫生服务。

　　⑥ 广州市民政局精神病院为广州市民政局直属精神病专科医院，是首批广州市城镇基本医疗保险三级（相当）定点医疗机构之一。

　　⑦ 广州利民精神健康社会工作资源中心是香港利民会在内地服务经验沉淀、延伸而成立的民办非企业机构，以发展和培育精神健康专业领域社会工作人才、推动精神健康社会服务发展为宗旨和使命，致力于为从事精神健康社会服务的机构提供督导服务、为政府和有关部门提供精神健康社会服务的策划设计服务。

表2-3 广州市社区精神康复服务体系建设深度访谈情况

序号	单位类型	区/单位名称	区残联代表	承接机构代表	精综项目主任	精综项目社工	合计
1	区残联及精综	南沙区	1名	1名	1名	1名	4名
2		番禺区	1名	—	1名	2名	4名
3		从化区	3名	—	1名	2名	6名
4		花都区	1名	—	1名	2名	4名
5		白云区	1名	—	1名	1名	3名
6		黄埔区（北）	2名	—	1名	1名	4名
7		黄埔区（南）	—	—	1名	1名	2名
8		增城区	2名	1名	1名	1名	5名
9		越秀区	2名	—	1名	3名	6名
10		海珠区	1名	—	1名	—	2名
11		荔湾区	1名	—	1名	2名	4名
12		天河区	1名	—	1名	1名	3名
		合计	16名	2名	12名	17名	47名
13	市残联直属事业单位	广州市康宁农场	1名负责人				1名
14		广州市康纳学校	3名学校代表				3名
15		广州市残疾人就业培训服务中心	2名中心代表				2名
16	精神康复医院	广州医科大学附属脑科医院	1名医务社工代表				1名
17		广州市民政局精神病院	1名医院代表；2名工作人员				3名
18	精神健康资源中心	广州利民精神健康社会工作资源中心	2名机构负责人				2名
		总计					59名

四、小结

本书主要采取文献分析、问卷调查、深度访谈等多种方式，对广州市精综项目进行全面的调研。

一是采用文献分析法。调研团队对广州市精综的评估报告等资料进行整理和分析，从而掌握广州市精综项目的基本情况。

二是采用问卷调查法。调研团队设计了项目问卷、人员问卷、康复者问卷、照顾者问卷，以了解各区精综的项目运营、从业人员、康复者及照顾者的详细信息。

三是采用深度访谈法。调研团队实地走访了广州市各区残联及精综、市残联直属事业单位、精神康复医院和精神健康资源中心等单位，与各区残联代表、承接精综的社工机构负责人、精综项目主任及精综社工进行半结构式访谈，充分掌握精综项目的发展状况，并收集他们对广州市社区康复服务体系发展的意见。

第三章　总体情况

本章主要通过分析广州市 11 间精综的项目调查问卷，阐述广州市精综项目的总体情况，包括各区精综承接机构概况（如社会组织评估等级）和精综项目概况（如服务点/外展场地数量、服务评估等级、服务转介与资源链接、财务状况等）。

一、承接机构概况

（一）第一阶段（2014—2016 年）

根据穗残联〔2013〕201 号文的要求，从 2013 年起，全市分步骤开展广州市精综的建设工作。每间精综通过"政府出资购买、社会组织承办、全程跟踪评估"的公共服务供给方式运营，由市残联通过公开招标的方式，确定有服务经验的民办社会工作服务机构承接运营。[①]

依循市残联部署，越秀区、荔湾区、海珠区、增城区、花都区等精综自 2014 年以来相继建立并投入使用；到 2015 年，全市 12 间精综均建设完毕并投入使用。各区精综成立时间及承接机构情况如表 3－1 所示。

从表 3－1 中可以看出，共有 10 个机构承接了 12 间精综，其中，广州利康社会工作服务中心同时承接荔湾区及白云区精综；广州市从化区残疾人康复养护服务中心同时承接南沙区及从化区精综。

从承接机构的服务领域来看，这 10 个机构均有较为丰富的残障康复服务经验，如广州利康社会工作服务中心、广州市花都区思康社会服务中心、广州市从化区残疾人康复养护服务中心、广州市番禺区康园工疗站服务中心、广州市黄埔区爱海慈航社会工作服务中心、广州市天河区标杆社

---

① 广州市残联：《广州市社区精神康复综合服务中心建设方案》，2013。

会工作服务中心的主要服务领域均精准针对残障人士。

表3-1　广州市各精综成立时间及承接机构情况（第一阶段）

精综名称	精综成立时间	承接机构	承接机构服务领域
越秀区精综	2014 年 5 月	广州市家康社会工作服务中心	老年人、残疾人服务
荔湾区精综	2014 年 7 月	广州利康社会工作服务中心	精神康复服务
白云区精综	2015 年 1 月		
海珠区精综	2014 年 9 月	广州市越秀区馨和社会工作服务中心	沙盘游戏治疗、园艺治疗、就业辅导等
增城区精综	2014 年 11 月	广州市广大社会工作服务中心	社会工作专业服务
花都区精综	2014 年 12 月	广州市花都区思康社会服务中心	残疾人服务
南沙区精综	2015 年 1 月	广州市从化区残疾人康复养护服务中心	残疾人服务
从化区精综	2015 年 3 月		
黄埔区（北）精综	2015 年 1 月	广州市黄埔区爱海慈航社会工作服务中心	残障服务
黄埔区（南）精综	2015 年 1 月	广州市航宝社会服务社	家庭综合服务、残障康复等社会工作服务
番禺区精综	2015 年 1 月	广州市番禺区康园工疗站服务中心	残疾人服务
天河区精综	2015 年 1 月	广州市天河区标杆社会工作服务中心	残疾人服务

总的来说，在第一阶段期间，各区能够依照市残联的要求开展精综的

建设工作，且能够通过市残联公开招标的方式，确定有服务经验的民办社会工作服务机构承接运营，为下一阶段的精综服务工作打下了良好的基础。

（二）第二阶段（2017 年—　　）

穗残联〔2016〕96 号文的补充通知提出："自 2017 年起，各区残联结合本地实际，制定社区精神康复服务中心服务机构的准入标准、服务标准，通过政府购买服务程序来确定承接本地社区精神康复服务中心的承办机构。"① 由此可见，在第二阶段的服务周期中，精综招投标的主体从市残联下放至各区残联，各区残联可通过自行招标来确定精综的承接机构。

与第一阶段相比，第二阶段部分精综更换了其承接机构。截至 2017年 10 月调研开展之时，各区精综承接机构情况如表 3－2 所示。共有 9 个机构承接了广州市 11 间②精综的服务。其中，有 2 个机构都分别承接了 2间精综的服务，分别是广州利康社会工作服务中心承接了海珠区、荔湾区精综服务，广州市从化区残疾人康复养护服务中心承接了南沙区、增城区精综服务。其余 7 个机构各承接了一间精综的服务。

表 3－2　广州市各精综承接机构情况（第二阶段）

精综名称	2017 年承接机构	承接机构服务领域	承接评估等级
越秀区精综	广州市家康社会工作服务中心（延续服务）	老年人、残疾人服务	无
荔湾区精综	广州利康社会工作服务中心（延续服务）	精神康复服务	无
花都区精综	广州市花都区思康社会服务中心（延续服务）	残疾人服务	无
番禺区精综	广州市番禺区康园工疗站服务中心（延续服务）	残疾人服务	5A

---

① 广州市残联：《关于实施〈广州市社区精神康复综合服务中心建设方案〉的补充通知》，2016。

② 截至调研开展期间，天河区精综尚未完成新一周期的招投标工作，当时已暂停业务。

（续表3-2）

精综名称	2017年承接机构	承接机构服务领域	承接评估等级
南沙区精综	广州市从化区残疾人康复养护服务中心（延续服务）	残疾人服务	4A
黄埔区（北）精综	广州市黄埔区爱海慈航社会工作服务中心（延续服务）	残疾人服务	3A
从化区精综	广州市心康社会服务中心（新接服务）	残疾人服务	无
黄埔区（南）精综	广州市黄埔区同人社会工作服务中心（新接服务）	企业社工服务、家庭综合服务、残疾人服务	4A
增城区精综	广州市从化区残疾人康复养护服务中心（新接服务）	残疾人服务	4A
海珠区精综	广州利康社会工作服务中心（新接服务）	精神康复服务	无
白云区精综	广州市恒福社会工作服务社（新接服务）	家庭综合服务、残疾人服务	4A

从承接机构的服务领域来看，这9个机构均有较为丰富的残障康复服务经验。其中，广州市家康社会工作服务中心、广州利康社会工作服务中心、广州市花都区思康社会服务中心、广州市从化区残疾人康复养护服务中心、广州市番禺区康园工疗站服务中心、广州市黄埔区爱海慈航社会工作服务中心这6个机构在新一阶段中继续承接精综的服务，且其在残障服务领域具有丰富的经验。

在社会组织评估等级方面，9个承接机构中有5个已经获得了社会组织评估等级，具体情况如下：

获得3A级的有1个：广州市黄埔区爱海慈航社会工作服务中心［黄

埔区（北）精综]。

获得 4A 级的有 3 个：广州市从化区残疾人康复养护服务中心（南沙区及增城区精综）、广州市黄埔区同人社会工作服务中心［黄埔区（南）精综］、广州市恒福社会工作服务社（白云区精综）。

获得 5A 级的有 1 个：广州市番禺区康园工疗站服务中心（番禺区精综）。

由此可见，广州市各区精综逾过半的承接机构都通过社会组织等级评估，其服务承担能力得到认可，有力地保障了第二阶段精综工作的深入开展。

二、精综项目概况

（一）服务点/外展场地数量

按穗残联〔2013〕201 号文规定，精综场地由各区（县级市）残联落实，且需要符合以下要求："中心的场地应独立设置，首选所在社区闲置独立的公建配套用房，有条件的区（县级市）可以自行协调落实场地。中心场地面积应能满足中心的日常服务需要。"①

2014 年，市残联在穗残联〔2014〕186 号文中，进一步对精综的场地运营建设标准做出规范，提出精综场地应配置个案工作室（不低于 10 平方米）、小组工作室（不低于 30 平方米）、多功能活动室（不低于 40 平方米）、职员办公室、储物空间、档案室、消防设施、逃生路线标识、无障碍通道设施、安全设施、职业康复能力训练场地等，并对场室的空间及布置做出了详细规定。②

调研发现，广州市各区精综基本上都能够按照文件要求落实相关的场地设施。另外，有 5 间精综在区残联所提供的场地基础上，还拓展了其他服务点及外展场地开展服务，共有 42 个。这些服务点及外展场地的来源有以下三种。

一是与街道家庭综合服务中心（以下简称"家综"）合作开展服务。如白云区精综与金沙街家综、景泰街家综合作，利用它们的服务场地开展

---

① 广州市残联：《广州市社区精神康复综合服务中心建设方案》，2013。
② 广州市残联：《广州市社区精神康复综合服务中心场地运营建设标准（试行）》，2014。

个案、小组、宣传活动等。

二是利用承接机构本身的资源。如广州利康社会工作服务中心除了在荔湾区精综自身的办公场地开展服务外，还会在机构总部的场地开展服务。

三是与社区内其他精神康复服务点合作。如番禺区精综和黄埔区（北）精综积极与镇街工疗站、康复站、社区医院卫生站合作，借用其场地，为所属镇街残疾人士提供日间托养、过渡性康复训练和职业技能培训等服务。

（二）服务评估等级

穗残联〔2013〕201 号文件明确规定，精综要建立工作和服务质量监察机制。服务质量监察工作由市残联具体负责，委托符合资质的第三方社会服务专业机构进行。[①] 尽管穗残联〔2016〕96 号文件中已将服务质量监察工作的职能从市残联转移到区残联（"各区残联承担本行政区内的中心业务督导和服务质量监察职能"[②]），但截至调研开展期间（2017 年 10月），执行这一政策的新一周期精综服务质量监察评估工作尚未开展，因此下文呈现的机构评估等级仍是由市残联统一组织的服务质量监察评估工作的评估结果。

1．2015 年度评估等级

2016 年年初，市残联委托广州利民精神健康社会工作资源评估中心派出专家评估组，对各区精综在 2015 年 4 月 1 日至 12 月 31 日期间开展的工作进行评估。本次评估根据穗残联〔2014〕196 号文要求，设置"中心基本设置、运营管理能力、项目运作状况、项目成效、经费使用以及财务管理状况"5 个一级评估指标，下设有 13 个二级指标和 18 个三级指标。[③] 各指标按实际得分汇总，满分为 100 分。等级评价按照得分情况划分为优秀（90～100 分）、良好（80～89.9 分）、合格（60～79.9 分）、不合格（0～59.9 分）四个等级。

---

① 广州市残联：《广州市社区精神康复综合服务中心建设方案》，2013。

② 广州市残联：《关于实施〈广州市社区精神康复综合服务中心建设方案〉的补充通知》，2016。

③ 广州市残联：《关于印发〈广州市社区精神康复综合服务中心服务质量监察评估办法〉的通知》，2016。

2015 年各区精综的末期评估等级如下所示：

2015 年度，各区精综没有不合格的情况。其中，有 2 间精综（越秀区精综、南沙区精综）评估等级为优秀；有 5 间精综（海珠区精综、白云区精综、荔湾区精综、番禺区精综、增城区精综）评估等级为良好；有 5 间精综［从化区精综、花都区精综、黄埔区（南）精综、黄埔区（北）精综、天河区精综］评估等级为合格。

2．2016 年度评估等级

2016 年，市残联发布穗残联〔2016〕88 号文，对评估指标体系的分值分布和指标内容进行调整，增加了"迎检工作情况"这一项二级指标。[①]

本次评估指标体系由"中心基本设置、运营管理能力、项目运作状况、项目成效、经费使用以及财务管理状况"5 个一级指标组成，下设有 14 个二级指标和 19 个三级指标。各指标按实际得分汇总，满分为 100 分。等级评价按照得分情况划分为合格（70～100 分）、基本合格（60～69.9 分）、不合格（0～59.9 分）三个等级。

2017 年 1 月，市残联委托广州利民精神健康社会工作资源中心派出专家评估小组，对广州市各区精综在 2016 年 1 月 1 日至 12 月 31 日期间开展的工作进行评估。2016 年各区精综的末期评估等级如下所示：

除了黄埔区（北）精综、天河区精综、增城区精综缺失评估报告外[②]，其余 9 间精综都没有不合格（0～59.9 分）的情况。其中，海珠区精综评估等级为基本合格（60～69.9 分）；其余 8 间精综［从化区精综、花都区精综、白云区精综、荔湾区精综、越秀区精综、番禺区精综、南沙区精综、黄埔区（南）精综］评估等级均为合格（70～100 分）。

（三）服务转介与资源链接

广州市各区精综自建设并投入服务以来，在服务转介及资源链接方面进行了持续的实践和摸索。下面将通过分析广州市精综项目问卷中的填答数据，呈现自 2014 年以来各区精综的服务转介及资源链接情况。

1．服务转介

穗残联〔2016〕88 号文中规定："固定接受中心服务的服务对象，不

---

① 广州市残联：《关于印发〈广州市社区精神康复综合服务中心服务质量监察评估办法〉的通知》，2016。

② 黄埔区（北）精综、天河区精综、增城区精综未向调研组提交 2016 年度末期评估报告。

得与在本机构承办的我市康园工疗站中接受服务的对象、与接受残联系统资金口开展的民办机构资助（社工服务）的对象、与本机构通过其他途径获得政府资金资助开展的与本项目服务性质或内容类似的服务项目的服务对象混同。"① 这意味着精综的服务对象不得与工疗站及其他接受残联资金资助和本机构开展的项目的服务对象重复。因此，精综需要通过服务转介的形式将工疗站或其他服务项目的对象转入，或将服务对象转出到工疗站及其他服务项目。

在 2014 年，共有 3 间②精综接收了 47 名转介服务对象。其中，39 名（占 82.98%）来自工疗站转介，4 名（占 8.51%）来自家综转介，3 名（占 6.38%）来自残联转介，1 名（占 2.13%）来自中途宿舍。在转出方面，2014 年只有 1 名服务对象从精综转出至春晖庇护工场。

在 2015 年，共有 5 间③精综接收了 32 名转介服务对象。其中，9 名（占 28.13%）来自家综转介，9 名（占 28.13%）来自工疗站转介，5 名（占 15.63%）来自社区医生转介，4 名（占 12.50%）来自疾控中心转介，3 名（占 9.38%）来自居委会或街道转介，2 名（占 6.25%）来自残联转介。在转出方面，共有 4 名服务对象从精综转出。其中，2 名（占 50%）转出至工疗站，2 名（占 50%）转出至春晖庇护工场。

在 2016 年，共有 4 间④精综接收了 25 名转介服务对象。其中，13 名（占 52%）来自家综转介，5 名（占 20%）来自医生转介，3 名（占 12%）来自工疗站转介，2 名（占 8%）来自居委会或街道转介，2 名（占 8%）来自疾控中心转介。在转出方面，共有 12 名服务对象从精综转出。其中，1 名（占 8.33%）转出至家综，9 名（占 75%）转出至工疗站，1 名（占 8.33%）转出至中途宿舍，1 名（占 8.33%）转出至春晖庇护工场。

在 2017 年（截至 9 月），共有 8 间⑤精综接收了 115 名转介服务对

---

① 广州市残联：《关于印发〈广州市社区精神康复综合服务中心服务质量监察评估办法〉的通知》，2016。
② 荔湾区精综、越秀区精综、黄埔区（北）精综。
③ 荔湾区精综、越秀区精综、番禺区精综、南沙区精综、黄埔区（北）精综。
④ 荔湾区精综、越秀区精综、番禺区精综、黄埔区（北）精综。
⑤ 花都区精综、海珠区精综、白云区精综、荔湾区精综、越秀区精综、黄埔区（北）精综、黄埔区（南）精综、增城区精综。

象。其中，84名（占73.04%）来自家综转介，13名（11.30%）来自残联转介，13名（11.30%）来自工疗站转介，2名（1.74%）来自疾控中心转介，3名（2.61%）来自其他事业单位转介。在转出方面，共有8名服务对象从精综转出。其中，2名（占25%）转至家综，5名（占62.50%）转至工疗站，1名（占12.50%）公开就业。

总的来说，各区精综在2014—2017年9月间，一共接收来自其他机构的转介服务对象共219名，年均54.75名。其中，由各区不同街道的家综转介的共有110名；由其他事业单位转介的共有109名（其中，由工疗站转介的有64名，由残联转介的有18名，由社区医生转介的有10名，由疾控中心转介的有8名，由居委会或街道转介的有5名，其他的有4名）。

与此同时，各区精综在2014—2017年9月间，一共向其他机构转出服务对象共25名，年均6.25名。其中，转出至家综的共有3名；转出至其他事业单位的共有22名（其中，转出至工疗站的有16名，其他6名）。

广州市精综转介情况具体如图3-1所示。

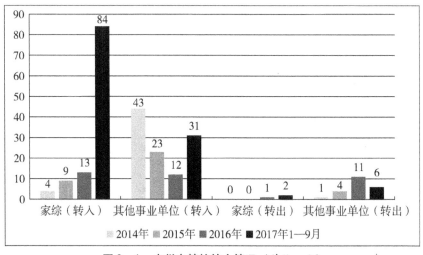

图3-1　广州市精综转介情况（单位：名）

2. 资源链接

在本次调研中，共有8间①精综在项目问卷中填写了与资源链接相关的内容，合共链接28项资源（见表3-3）。

———————

① 从化区精综、花都区精综、黄埔区（南）精综数据缺失。

表3-3 广州市精综资源链接情况

精综名称	资源名称	服务对象	合作组织名称	具体内容	合作起止时间	相关产出
海珠区精综	糕点	精神病康复者	某饮食公司	每月赠送50份糕点给精综	2017年4月至12月	400人次获赠糕点
	音乐会	精神病康复者及其家属	某乐器公司	7、8月两次音乐会	2017年6月至8月	150人次参加音乐会
	笔袋、运动水杯	精神病康复者	某公益组织	中秋晚宴活动	2017年9月30日	1. 9位家属以及康复者外出参加晚宴活动 2. 约100位社区居民参加中秋灯谜活动,与精障人士同乐
白云区精综	电影票	精神病康复者及其家属	某电影院	外出观影活动	2017年10月21日	1. 32位康复者及其家属参加活动 2. 家属带领康复者体验坐地铁
	生活用品、月饼	精神病康复者及其家属	某支付公司	中秋探访活动	2017年9月22日	1. 10户家庭感受到来自外界的关心 2. 某支付公司的员工接触到康复者,学会接纳他们

(续表 3-3)

精综名称	资源名称	服务对象	合作组织名称	具体内容	合作起止时间	相关产出
荔湾区精综	点心	精神病康复者及其家属	义工联、某饮食公司	派发免费点心	2016年1月至2017年12月	累计派发1100份点心
	月饼	精神病康复者及其家属	义工联、某服装公司	派发中秋月饼	2017年9月	累计派发50份月饼
	午餐	精神病康复者及其家属	义工联、某饮食公司	派发午餐	2016年1月至12月	累计派发600份午餐
	现金	精神病康复者	某风险投资促进会	探访	2015年6月30日	协助项目进行
	月饼、扇子	精神病康复者	某慈善基金会	探访	2015年9月21日	1户家庭得到慰问
	尤克里里	精神病康复者及其家属	某社区书院	练习	2016年5月22日	学员得到物资练习
越秀区精综	月饼	经济困难的精神病康复者及其家属	某电子公司	探访	2016年9月4日	16户家庭得到慰问
	月饼	经济困难的精神病康复者及其家属	某电子公司	探访	2017年9月16日	16户家庭得到慰问
	米、油	经济困难的精神病康复者及其家属	某社会工作服务中心党支部	探访	2017年9月20日	30户家庭得到慰问

（续表 3－3）

精综名称	资源名称	服务对象	合作组织名称	具体内容	合作起止时间	相关产出
番禺区精综	督导康园工疗站	工疗站工作人员	某社区康复公司	督导各站点业务及康复知识培训	2011年	通过培训提高工作人员专业知识及社工职业技能
	督导社区康复站	康复站康复师	某社区康复公司		2013年	
	督导精综	精综工作人员	某社区康复公司		2015年	
	大岗镇社区精防	精神病康复者	大岗镇社区精防	提供大岗镇服务名单，一起探讨如何跟进高风险个案	2015年5月至2017年10月	共同服务4位高风险个案
南沙区精综	黄阁镇、东涌镇、大岗镇等家综	精神病康复者	黄阁镇、东涌镇、大岗镇等家综	2015年3月大岗镇家综转介个案一名；2016年12月黄阁镇家综一起开展12月助残活动；2017年10月东涌镇家综一同开展"认识抑郁症"大型宣传活动	2015年1月至2017年10月	派发宣传单张800张，参与讲座人数高达120人。参与外出活动80人

（续表 3-3）

精综名称	资源名称	服务对象	合作组织名称	具体内容	合作起止时间	相关产出
黄埔区（北）精综	米、油	精神病康复者	某信息公司	开展上门慰问活动	2016 年 12 月 8 至 23 日	五街一镇共有 50 名服务对象接受慰问
	糖果	精神病康复者	某社会服务中心	开展上门慰问活动	2017 年 3 月 8 至 13 日	五街一镇共有 100 名服务对象接受慰问
	某社会工作服务中心	社区居民	某社会工作服务中心	合作开展精神健康知识普及	2017 年 4 月 28 日	合作开展 1 次社区宣传活动
增城区精综	某社会工作服务社	社区居民	某社会工作服务社	5 月 20 日合作开展 2017 年 "与爱同行" 全国助残日大型宣传活动；8 月 23 日合作开展急救知识普及；9 月 7 日合作开展精神疾病认识精神疾病知识普及与成品展示	2017 年 5 月 20 日至 2017 年 9 月 7 日	合作开展 3 次社区宣传活动

（续表 3 - 3）

精综名称	资源名称	服务对象	合作组织名称	具体内容	合作起止时间	相关产出
增城区精综	某医药有限公司	社区居民	某医药有限公司	合作开展2017年"与爱同行"全国助残日大型宣传活动	2017年5月20日	合作开展1次社区宣传活动
	某宽带公司	社区居民	某宽带公司	合作开展2017年"与爱同行"全国助残日大型宣传活动	2017年5月20日	合作开展1次社区宣传活动
	某社会工作服务中心	青少年	某社会工作服务中心	合作开展精神健康知识普及反成品展示	2017年8月3日	合作开展1次社区宣传活动
	某社工服务中心	社区居民	某家庭综合服务中心	合作开展精神用药知识普及反成品展示	2017年8月29日	合作开展1次社区宣传活动
	增城区某热心人士	精神病康复者	某热心人士	免费提供一块200平方米的荔枝地给精综使用3年	2017年10月至2020年9月	一块200平方米的荔枝地3年免费使用权

从资源类型来看，物质类（如糕点、笔袋、现金、生活用品等）共有 15 项，占总数的 53.57%，主要用于探访慰问或举办活动，累计派发物资共 2505 份；知识培训类共有 3 项，占总数的 10.71%，主要是与某社区康复学院合作，通过督导培训提高工作人员专业知识及社工职业技能；社区活动类共有 8 项，占总数的 28.57%，主要是与其他组织机构共同开展社区宣传等大型活动，累计共开展约 10 次；其他如场地租借、服务跟进等有 2 项，占总数的 7.14%。

从提供资源的组织类型来看，各区精综与企业公司合作共有 15 项，占总数的 53.57%；与其他社会组织或项目（如义工联、基金会、家综等）合作共有 15 项，占总数的 53.57%；与个人合作共有 1 项，占总数的 3.57%。其中，有 3 项资源由企业公司与社会组织项目共同提供。

（四）财务状况

本部分通过整理精综项目问卷中关于财务状况的填答数据，呈现 2014—2016 年广州市各区精综的收支情况及实际支出比状况。

1. 收支情况

在项目问卷调查中，有 5 间精综对 2014 年的收支情况进行了填答。其中，1 间精综（荔湾区）表示有结余，2 间精综［越秀区、黄埔区（北）］表示收支平衡，2 间精综（海珠区、花都区）表示支出大于收入，处于负债状态。

对于 2015 年的收支情况，6 间精综做了填答。其中，3 间精综（花都区、海珠区、荔湾区）表示有结余，2 间精综［黄埔区（北）、越秀区］表示收支平衡，1 间精综（南沙区）表示支出大于收入，处于负债状态。

对于 2016 年的收支情况，7 间精综做了填答。其中，5 间精综［海珠区、花都区、番禺区、越秀区、黄埔区（北）］表示收支平衡，另外 2 间精综（荔湾区、南沙区）表示支出大于收入，处于负债状态。

2. 实际支出比

穗残联〔2013〕201 号文中对精综项目的服务经费支出用途做出了规定，具体包括人员支出、专业支持、开展专业服务和活动费用、日常办公费用、其他杂费（包括中标费用及机构年度相关税费等）。[①] 而在各支出

①　广州市残联：《广州市社区精神康复综合服务中心建设方案》，2013。

项目的经费比例方面，市残联并未对其做出明确规定。

实际支出比用于呈现精综项目在各个细项中的财务使用情况，计算公式为：某项的实际支出比＝某项的实际支出/总支出经费。

关于 2014 年实际支出比的情况，有 2 间精综（荔湾区、越秀区）做了填答。这 2 间精综的各项平均实际支出比为：日常办公费用占 6.25%；人员支出费用（包括工资与福利费用等）占 66.09%；直接服务费用占 6.90%；督导培训费用占 7.75%；其他杂费占 13.01%。

关于 2015 年实际支出比的情况，有 6 间精综［荔湾区、越秀区、花都区、番禺区、黄埔区（北）、南沙区］做了填答。这 6 间精综各项平均实际支出比为：日常办公费用占 9.18%；人员支出费用（包括工资与福利费用等）占 66.62%；直接服务费用占 7.86%；督导培训费用占 11.78%；其他杂费占 4.56%。

对于 2016 年实际支出比的情况，有 6 间精综［荔湾区、越秀区、花都区、番禺区、黄埔区（北）、南沙区］做了填答。这 6 间精综各项平均实际支出比为：日常办公费用占 5.74%；人员支出费用（包括工资与福利费用等）占 73.53%；直接服务费用占 9.79%；督导培训费用占 7.31%；其他杂费占 3.63%。

以上各精综的实际支出比情况具体如图 3-2 所示。

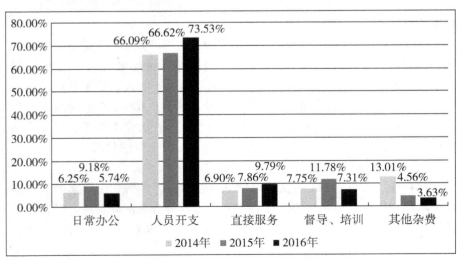

图 3-2　广州市精综项目财务实际支出比状况

三、小结

截至 2017 年 9 月，广州市已经建立了 11 间精综，保证了每个区均有 1 间精综的基础配置。从总体情况看，广州市精综项目及其承接机构具有以下特点。

一是从机构概况上看，承接机构在残障领域具有一定的服务经验，参与社会组织评估等级状况理想。在第二阶段，承接项目的 9 个机构中有 7 个是专门服务残障领域；另外，有 5 个机构参与了社会组织评估等级，均在 3A 等级及以上。

二是从服务评估等级上看，各区精综的评估等级状况较为理想。各区精综在 2015 年度末期评估等级均在合格及以上，2 间为优秀等级，5 间为良好等级，5 间为合格等级。即使 2016 年度改变了等级评定方式，也仅有 1 间精综评估等级为“基本合格”，其余 8 间精综 2016 年评估等级均为“合格”。

三是从服务转介及资源链接工作上看，各区精综在扩大社会影响力上做出的尝试和努力值得肯定。2014 年至 2017 年 9 月，各区精综共从其他组织转入了 219 名服务对象，转出服务对象共 25 名。与此同时，各区精综成功链接了包括物质类、知识培训类、宣传活动等类型的 28 项资源，与企业公司、社会组织或项目建立了合作关系。

四是从财务状况上看，精综项目的费用支出需要进一步深入的探究。尽管精综项目问卷的填答数据有所残缺，但每年均有精综表示支出大于收入，处于负债状态。另据不完全统计，人员支出应该是精综项目最主要的支出，2014—2016 年，其实际支出比分别为 66.09%、66.62%、73.53%。

第四章　从业人员情况

　　穗残联〔2013〕201 号文明确规定："承办服务运营的民办社会工作服务机构须配备相应的专业人员。工作人员应不少于 8 人，总数的 2/3 以上为社会服务领域相关专业人员、1/2 以上为社会工作专业人员，应持有国家认可的相关职业资格证书。工作人员的职业类别包括社会工作师、心理咨询师和精神科护士。"①

　　基于人员问卷与项目问卷，本章的目的在于描绘广州市精综项目从业人员（尤其是社会工作者）的面貌，包括基本信息（如性别、年龄、职业类别、文化程度、工资等）、专业背景（如专业教育背景、资格证书持有情况等）、从业年限与稳定性（如行业从业年限、现精综工作年限、全职服务人员稳定情况等）、督导与培训（如督导人员情况、督导次数、培训时数、培训组织方等）。

一、基本信息

　　本部分将重点描述精综从业人员的基本信息，包括性别、年龄、职务类别、文化程度、工资等。

（一）性别

　　在做出有效问答的 84 名从业人员中：男性从业人员有 20 名，占总人数的 23.81%；女性为 64 名，占总人数的 76.19%。男女比例约为 1∶3。

（二）年龄

　　如图 4-1 所示，在做出有效问答的 83 名从业人员中，年龄最小的为

---

　　①　广州市残联：《广州市社区精神康复综合服务中心建设方案》，2013。

20 岁，年龄最大的为 43 岁，平均年龄约为 29.28 岁。其中，20～25 岁年龄段的人员有 15 人，占总数的 18.07%；26～30 岁年龄段的人员有 42 人，占总数的 50.60%；31～35 岁年龄段的人员有 15 人，占总数的 18.07%；36～40 岁年龄段的人员有 8 人，占总数的 9.64%；40 岁以上年龄段的人员有 3 人，占总数的 3.61%。① 由此可知，68.67% 的精综从业人员年龄在 30 岁以下。

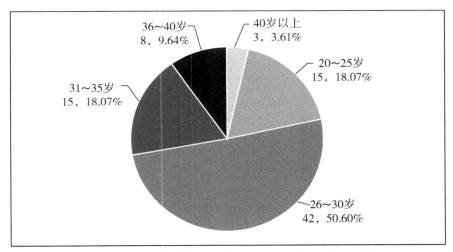

图 4 - 1　广州市精综从业人员的年龄结构（单位：人）

（三）职业类别

在做出有效问答的 85 名从业人员中：社会工作者有 64 名，占总人数的 75.29%；心理咨询师 6 名，占总人数的 7.06%；精神科护士 4 名，占总人数的 4.71%；其他如财务人员、行政人员等，有 11 名，占总人数的 12.94%。具体情况如表 4 - 1 所示。

表 4 - 1　广州市从业人员的职务类别（单位：人）

精综所属区	社会工作者	心理咨询师	精神科护士	其他	合计
从化区	5	0	1	1	7②

---

① 因全书比例计算采用四舍五入法，会出现比例总和不足或超出 100% 的结果。

② 有 1 名从业人员未填写人员问卷。

（续表4-1）

精综所属区	社会工作者	心理咨询师	精神科护士	其他	合计
花都区	6	1	0	1	8
海珠区	6	2	0	0	8
白云区	7	0	0	0	7[①]
荔湾区	6	0	0	2	8
越秀区	7	0	0	1	8
番禺区	7	0	0	0	7[②]
南沙区	5	1	1	1	8
黄埔区（北）	6	0	1	1	8
黄埔区（南）	5	1	0	2	8
增城区	4	1	1	2	8
总计	64	6	4	11	85

（四）文化程度

在做出有效问答的86名从业人员中：硕士研究生有2名，占总数的2.33%；本科生有63名，占总数的73.26%；大专生有21人，占总数的24.42%。总的来看，本科及以上文化程度的人员约占75.59%。

（五）工资

在做出有效问答的85名精综从业人员中，平均每月实收工资为3835.76元。

若按各职务类别的平均工资来看，做出有效回答的64名社会工作者的每月平均实收工资为3912.50元，6名心理咨询师的每月平均实收工资

---

① 有1名从业人员未填写人员问卷中的职业类别。

② 有1名从业人员未填写人员问卷中的职业类别。

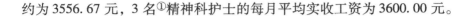

约为 3556.67 元，3 名①精神科护士的每月平均实收工资为 3600.00 元。

二、专业背景

本部分将重点描述精综社会工作者的专业背景，包括专业教育背景、资格证书持有情况等。

（一）专业教育背景

如图 4-2 所示，在做出有效问答的 64 名社会工作者中：毕业于社会工作专业的有 22 人，占总数的 34.38%；非社工专业的有 42 人，占总数的 65.62%。具社会工作专业硕士研究生学历的有 2 人，占总数的 3.13%；具社会工作专业本科学历的有 17 人，占总数的 26.56%；具社会工作专业大专学历的有 3 人，占总数的 4.69%。

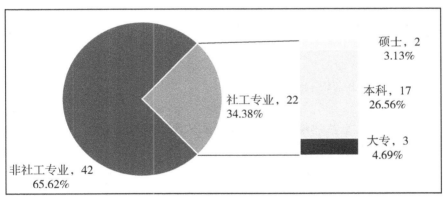

图 4-2　广州市精综社会工作者的专业教育背景（单位：人）

（二）资格证书持有情况

在做出有效问答的 64 名社会工作者中：有 13 人持有中级社工师证书，占总数的 20.31%；有 37 人持有助理社工师证书，占总数的 57.81%；有 12 人无任何资格证书，占总数的 18.75%。由此可见，精综

---

① 4 名护士中有 1 名护士未在人员问卷中填写工资一项。

的社会工作者有78.12%持有社会工作专业资格证书。

综合专业教育背景与资格证书持有情况，可将精综社会工作者分为四类：有专业背景且持证、有专业背景但不持证、无专业背景但持证、无专业背景且不持证。

如表4-2所示，在做出有效问答的64名社会工作者中：有专业背景且持证的有18名，占总数的28.13%；有专业背景但不持证的有4名，占总数的6.25%；无专业背景但持证的有32名，占总数的50.00%；无专业背景且不持证的有10名，占总数的15.63%。

表4-2　广州市精综从业人员专业教育背景与资格证书持有状况（单位：人）

是否持证	是否有专业背景		合计
	是	否	
是	18（28.13%）	32（50.00%）	50
否	4（6.25%）	10（15.63%）	14
总计	22	42	64

三、从业年限与稳定性

本部分将重点描述精综社会工作者的从业年限与稳定性，包括行业从业年限、精综从业年限、人员稳定等情况。

（一）行业从业年限

在做出有效问答的63名[①]社会工作者中，平均从事社会工作行业年限约为3.65年。各区精综的具体情况见图4-3。

---

①　由于有1名南沙区精综的社会工作者未填写此数据，因而数据缺失，无法统计。

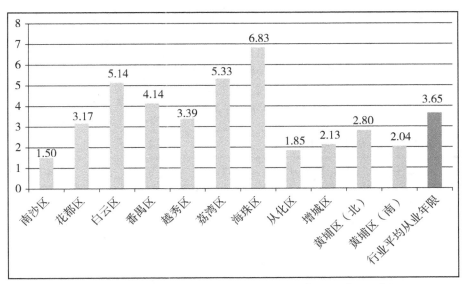

图4-3　广州市精综社会工作者的平均从业年限（单位：年）

（二）现精综工作年限

在做出有效回答的 30 名①社会工作者中，在本精综的平均工作年限约为 2.12 年。各区精综的具体情况可见表 4-3。表 4-3 还将这些社会工作者在本精综的平均工作年限与当前机构承接该精综项目的时间进行了对比。从中可以发现，花都区、越秀区、番禺区、黄埔区（北）这 4 个区的比例均超过了 60.00%，而南沙区的比例则为 30.00%。

---

① 2017 年更换承接机构的 5 间精综［白云区、海珠区、从化区、增城区、黄埔区（南）］与数据出现错误的荔湾区精综（平均工作时间超过精综承接时间）未纳入统计。

表4-3　精综社工在本精综的平均工作年限与当前机构承接项目的时间之对比

精综所属区	机构承接精综时间	当前机构承接时长（截至2017年9月）（年）	社会工作者在本精综的平均工作时间（截至2017年9月）（年）	所占比例
花都区	2014年12月	3	2.25	75.00%
越秀区	2014年5月	3.67	3.32	90.46%
番禺区	2015年1月	3	2.24	74.67%
南沙区	2015年1月	3	0.9	30.00%
黄埔区（北）	2015年1月	3	1.9	63.33%
平均		3.13	2.12	67.73%

（三）全职服务人员稳定情况

针对精综"直接从事社会服务的全职人员"，即包括社会工作者和心理咨询师在内的全职人员的稳定情况，项目问卷进行了"流动"与"流失"的统计。"流动"是指从业人员在机构内调岗或在行业内流动，即离开本机构，到其他社会服务组织从业，流动率的计算公式为：流动率＝流动数量/人员数量。"流失"是指完全离开社会服务行业，流失率的计算公式为：流失率＝流失数量/人员数量。"离职"是指从业人员离开当前的服务岗位，包括从业人员在机构内调研，或在行业内流动，或完全离开社会服务行业，离职率的计算公式为：离职率＝流动率＋流失率。

经过统计全部70名直接从事服务的全职人员（社会工作者与心理咨询师）的情况，我们可以发现：在过去一年中（2016年9月至2017年9月），共有8名在机构内调岗、4名在行业内流动，流动数量总计为12名，流动率为17.14%；有12名离开社会服务行业，流失率为17.14%。因此，在过去一年中，精综的离职率为34.28%，如表4-4所示。

表4-4 直接从事社会服务的全职人员流动、流失、离职情况（单位：人）

精综所属区	社会服务全职人员	机构内调岗	行业内流动	流动合计	流失合计	离职合计
从化区	5	0	3	3（60.00%）	0	3（60.00%）
花都区	7	1	1	2（28.57%）	1（14.29%）	3（42.86%）
海珠区	8	0	0	0	1（12.5%）	1（12.5%）
白云区	7	0	0	0	0	0
荔湾区	6	1	0	1（16.67%）	0	1（16.67%）
越秀区	7	1	0	1（14.29%）	3（42.86%）	4（57.14%）
番禺区	7	0	0	0	1（14.29%）	1（14.29%）
南沙区	6	2	0	2（33.33%）	1（16.67%）	3（50.00%）
黄埔区（北）	6	0	0	0	4（66.67%）	4（66.67%）
黄埔区（南）	6	0	0	0	1（16.67%）	1（16.67%）
增城区	5	3	0	3（60.00%）	0	3（60.00%）
总计	70	8	4	12（17.14%）	12（17.14%）	24（34.28%）

四、督导与培训

（一）督导人员情况及督导次数

下面主要展示在过去一年（2016年9月至2017年9月）内各区精综的督导情况。

1. 督导人员数量

项目问卷显示，在2016年9月至2017年9月期间，11间精综均有聘请督导，督导人数合计13人。其中，5人督导了2间精综，8人督导了1

间精综。从化区、增城区共同督导1名；海珠区、荔湾区共同督导2名；番禺区、南沙区共同督导2名。

以每间精综所聘请的督导人数来看，1间精综（番禺区）聘请了3名督导，5间精综［海珠区、荔湾区、越秀区、南沙区、黄埔区（南）］聘请了2名督导，5间精综［从化区、花都区、白云区、黄埔区（北）、增城区］聘请了1名督导，如表4－5所示。

2. 督导人员背景

13名督导人员均属于香港或本土非高校的资深社工。其中，有4间精综（从化区、番禺区、南沙区、增城区）聘请了香港督导，合计4人；有7间精综［花都区、海珠区、白云区、越秀区、荔湾区、黄埔区（北）、黄埔区（南）］聘请的督导来自本土非高校，合计9人，如表4－5所示。

3. 督导从业年限

在督导人员的从业年限方面，各区精综督导人员的平均社会工作从业年限为13.38年。其中，从业年限为5年及以下的督导人员有2人，占总数的15.38%；从业年限为6～10年的有5人，占总数的38.46%；从业年限11～15年的有4人，占总数的30.77%；从业年限15年以上的有2人，占总数的15.38%。具体如表4－5所示。

表4－5　各区精综督导数量、从业年限、来源情况

精综所属区	督导数量	从业年限	督导来源
从化区	1名	36年	境外（香港）
花都区	1名	8年	本土非高校
海珠区	2名	9年	本土非高校
		12年	
白云区	1名	9年	本土非高校
荔湾区	2名	9年	本土非高校
		12年	
越秀区	2名	7年	本土非高校
		13年	

（续表4-5）

精综所属区	督导数量	从业年限	督导来源
番禺区	3名	35年	境外（香港）
		15年	
		12年	
南沙区	2名	15年	境外（香港）
		12年	
黄埔区（北）	1名	8年	本土非高校
黄埔区（南）	2名	3年	本土非高校
		5年	
增城区	1名	36年	境外（香港）
总计	13名（其中，有5名督导两间精综）	平均：13.38年	境外（香港）：4人；本土非高校：9人

4. 督导工作的次数

11间精综在项目问卷中填写了2016年9月到2017年9月每月进行督导的次数。

数据整理显示，各区精综平均每月进行2.36次督导。其中，有2间精综［白云区、黄埔区（北）］每月进行1次及以下的督导工作，占18.18%；有5间精综［海珠区、从化区、花都区、黄埔区（南）、荔湾区］每月进行1～2次的督导工作，占45.45%；有3间精综（增城区、番禺区、越秀区）每月进行2～3次的督导工作，占27.27%；有1间精综（南沙区）每月进行3次以上的督导工作，占9.09%。具体如图4-4所示。

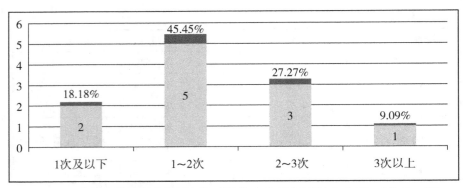

图4－4　广州市精综每月督导次数（2016年9月—2017年9月）（单位：间）

（二）培训情况

11间精综均在项目问卷中填写了2016年9月至2017年9月期间参与培训的情况。

1. 培训时数

在这一年内，各区精综参与各类培训共177次，合计3085小时。按当前各区8名人员配备数量计算，平均每名工作人员在这一年内参与培训2次，接受培训3.86小时。

2. 培训组织方

在总共177次培训中，有79次（占44.63%）是机构内部培训，98次（占55.37%）为外部培训。

在98次外部培训中：有8次（占8.16%）为广州市社会工作协会组织的培训；有7次（7.14%）为市残联组织的培训；有7次（占7.14%）为到精神康复类医院进行的培训；有12次（占12.24%）为参与高校研究交流会；其余64次（占65.31%）为到其他社会服务组织参加培训。

五、小结

经过2014—2017年的发展，广州市精综已经初步建立了一支专业的人员队伍，其基本特征如下：

一是在基本信息方面。精综从业队伍以女性为主，男女比例约为1∶3；平均年龄为29.28岁；有较高的学历背景，有75.59%学历达到本科及以上；平均每月实收工资为 3835.76 元，税前工资约为 4794.70 元①，与同期广州市平均月薪 7210 元②的水平相比仍有明显差距。

二是在专业背景方面。精综社会工作者持有初级或中级社工师证书的比例为 78.12%，但仅有 34.38% 拥有社会工作专业背景。

三是在从业年限与稳定性方面。精综社会工作者的平均从业年限约为 3.65 年；精综在过去一年中（2016 年 9 月至 2017 年 9 月）的流动率、流失率、离职率分别为 17.14%、17.14%、34.28%。

四是在督导培训方面。广州市精综项目形成以本地非高校督导（9 人）与境外督导（4 人）为主的督导队伍，平均每月提供 2.36 次督导。在 2016 年 9 月至 2017 年 9 月期间，平均每名工作人员一年内参与培训 2 次，接受培训 3.86 小时。

---

① 以个人所得税和五险一金约占工资总额的 20% 来推算。

② 廖靖文：《2017—2018 年广东地区薪酬调查报告发布 广州平均月薪 7210 元》，大洋网，http://news.dayoo.com/guangdong/201711/15/139996_51936180.htm，2017－11－15。

第五章　服务情况

　　本章将通过2016—2017年度的评估材料以及项目问卷调查结果，分析精综的服务情况，包括服务人数（精神病康复者总人数、服务更新率及服务总人数）、服务工时（服务工时及工时比例总体情况）、服务内容及工时量（总体情况、康复者服务、家属服务、社区居民服务）、特色服务项目等。

一、服务人数

（一）精神病康复者总人数①

　　据统计，11间精综②所在区内的精神病康复者总人数③为25545人，平均每间精综约为2322.27人。其中，人数超过3000人的有4间精综，分别为花都区（3500人④）、越秀区（4000人）、荔湾区（3423人）、海珠区（3701人）；人数在2000～3000人的有2间精综，分别为增城区（2985人）、白云区（2341人）；人数在1000～2000人的有4间精综，分别为番禺区（1800人⑤）、南沙区（1353人）、从化区（1100人⑥）、黄埔区（1342人⑦）。

---

　　① 即从项目承接时到2017年9月30日，精综成功从残联、卫计委等相关部门掌握到的服务对象名单总人数。

　　② 天河区在2017年未购买精综项目，因而没有项目问卷。

　　③ 即此精综所属行政区内持证精神病康复者人数。

　　④ 此处数值为花都区残联康复科负责人对该区持证精神病康复者人数的估计值。

　　⑤ 此处数值为番禺区残联康复科负责人对该区持证精神病康复者人数的估计值。

　　⑥ 此处数值为从化区残联康复科负责人对该区持证精神病康复者人数的估计值。

　　⑦ 其中，黄埔区（北）632人、黄埔区（南）710人。

（二）服务更新率及服务总人数

穗残联〔2013〕201号规定"中心具备为所在区（县级市）不少于200个精神残疾人或精神病康复者提供服务的能力"[1]。因此，每间精综在承接项目后第一年的服务人数均为200人。

在本书中，服务更新率是指在新的一年中，新增的服务人数占上一年总服务人数的比例。在所回收的项目问卷，共有6间精综[2]填写了服务更新率数据。

根据这6间精综填写的服务更新数据（见表5-1），计算出这些区平均每年的服务更新率为23.15%[3]，据此可推断出其他6间精综在精综项目开展的第二年、第三年、第四年的新增服务对象人数均为46[4]人。

由以上可计算出这6间精综3年以来的累计服务人数。由于增城区和海珠区是从2014年开始承接精综项目，因此这2间精综自2014年以来的估算累计服务人数均为338人；从化区、白云区和黄埔区（南）是从2015年开始承接精综项目，因而这3间精综自2015年以来的估算累计服务人数均为292人；天河区自2015年7月开始承接精综项目，到2016年12月结束服务，其累计服务人数估算为246人。由此可推断，自精综项目2014年推行以来，项目总计累计服务人数应达3747人，具体如表5-1所示。

---

[1]　广州市残联：《广州市社区精神康复综合服务中心建设方案》，2013。

[2]　分别为花都区、荔湾区、越秀区、番禺区、南沙区、黄埔区（北），其余有5间精综〔从化区、黄埔区（南）、增城区、白云区、海珠区〕因在新的服务周期中更换了承接机构，另外，天河区在2017年未承接精综项目，因而数据无法统计。

[3]　服务年更新率平均值可通过将所有年更新率数值相加，再除以年份数量得出，即：（5% +4.76% +10% +22.73% +37.04% +62.5% +15.08% +8.02% +31.5% +14.45% +44% +15.97% +30% +23.08%）÷14 =23.15%。

[4]　根据服务年更新率平均值可推算出精综在开展服务的第二年、第三年、第四年新增的人数均为200×23.15%≈46人，即第二年新增服务46人，累计服务246人；第三年新增服务46人，累计服务292人；第四年新增服务46人，累计服务338人。

表 5 - 1　2014—2017 年 12 间精综项目服务更新率及服务总人数

精综名称	精综的目标服务人数	自项目承接至今累计服务人数	类别	每年新增服务人数			
				从项目承接到 2014 年 12 月	2015 年 1 月至 12 月	2016 年 1 月至 12 月	2017 年 1 月至 12 月
花都区	3500	220	新增服务对象人数		200	10	10
			年更新率			5.00%	4.76%
荔湾区	3423	370	新增服务对象人数	200	20	50	100
			年更新率		10.00%	22.73%	37.04%
越秀区	4000	404	新增服务对象人数	200	125	49	30
			年更新率		62.50%	15.08%	8.02%
番禺区	1800	301	新增服务对象人数		200	63	38
			年更新率			31.50%	14.45%
南沙区	1353	334	新增服务对象人数		200	88	46
			年更新率			44.00%	15.97%
黄埔区（北）	632	320	新增服务对象人数		200	60	60
			年更新率	30.00%	23.08%		
服务对象平均年更新率：23.15%							

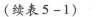

（续表 5-1）

精综名称	精综的目标服务人数	自项目承接至今累计服务人数	类别	每年新增服务人数			
				从项目承接到2014年12月	2015年1月至12月	2016年1月至12月	2017年1月至12月
从化区	1100	292	估计新增服务对象人数		200	46	46
增城区	2985	338	估计新增人数	200	46	46	46
白云区	2341	292	估计新增服务对象人数		200	46	46
海珠区	3701	338	估计新增人数	200	46	46	46
黄埔区（南）	710	292	估计新增人数		200	46	46
天河区	—	246	估计新增人数		200	46	
总体	25545（平均2322.27）	3747（平均312.25）		800	1837	596	514
12 间精综累计服务总人数：3747 人							

二、服务工时

（一）服务工时总体情况

穗残联〔2016〕96号文在"建立服务工时指引"中明确规定："各区以总服务工时为单位制定本区中心的服务标准；总服务工时由专业服务工时、辅助性服务工时构成；专业服务工时和辅助性服务工时比例不低于4∶1；专业服务工时包括入户探访、电话探访、个案服务，小组支持与活动，社交康乐活动，社会功能及职业技能培训、家属服务等；辅助性服务工时包括项目接受督导、培训、社区关系协调等为专业服务提供支援的相关工作的工时。"[1] 但文件中并未规定各区总服务工时及各项服务工时的数量，各区可根据本区实际情况确定具体的服务时数。

通过统计广州市11间精综[2]的总工时、专业服务工时和辅助性服务工时，可以发现，2016年1月至12月间，精综项目的服务工时总数为130846小时，平均每间精综全年服务总工时为11895.09小时；专业性服务工时总数为114098小时，平均每间精综的专业工时数为10372.55小时[3]；辅助性服务工时总数为16748小时，平均每间精综的辅助工时数为1522.55小时。具体如表5-2所示。

表5-2　2016年1月至12月广州市11间精综的服务工时统计情况

精综名称	总工时（小时）	专业工时数（小时）	专业工时所占比例	辅助工时数（小时）	辅助工时所占比例
从化区	11314	9850	87.06%	1464	12.94%
番禺区	12620	11356	89.98%	1264	10.02%
海珠区	12034	10570	87.83%	1464	12.17%

---

① 广州市残联：《关于实施〈广州市社区精神康复综合服务中心建设方案〉的补充通知》，2016。

② 白云区的自评报告中仅有专业工时完成情况，缺失辅助性工时，因而未列入统计。

③ 该数据为除白云区外11间精综专业服务工时的平均数，12间精综专业服务工时的平均数为10482.50小时。

（续表 5－2）

精综名称	总工时（小时）	专业工时数（小时）	专业工时所占比例	辅助工时数（小时）	辅助工时所占比例
花都区	12142	10678	87.94%	1464	12.06%
黄埔区（南）	12505	11497	91.94%	1008	8.06%
荔湾区	11930	10466	87.73%	1464	12.27%
南沙区	11284	9820	87.03%	1464	12.97%
越秀区	11815	9163	77.55%	2652	22.45%
增城区	12110	10646	87.91%	1464	12.09%
天河区	11512	10032	87.14%	1480	12.86%
黄埔区（北）	11580	10020	86.53%	1560	13.47%
白云区	—	11692	—	—	—
总数	130846	114098①（125790②）	—	16748	—
平均数	11895.09	10372.55③（10482.5④）	87.20%	1522.55	12.80%

（二）服务工时比例总体情况

通过统计 11 间精综⑤的专业服务工时和辅助性服务工时，可以发现，11 间精综的专业服务工时和辅助性服务工时的平均数比例为 6.81 : 1；黄埔区（南）的专业服务工时与辅助性服务工时的比例最高，为 11.41 : 1；越秀区的专业服务工时与辅助性工时的比例最低，为 3.46 : 1；南沙区、从化区、天河区、黄埔区（北）专业服务工时与辅助性工时的比例为

---

① 该数据为除白云区精综外 11 间精综专业服务工时的总数。
② 该数据为 12 间精综专业服务工时的总数。
③ 该数据为除白云区精综外 11 间精综专业服务工时的平均数。
④ 该数据为 12 间精综专业服务工时的平均数。
⑤ 白云区精综的自评报告中仅有专业工时完成情况，缺失辅助性工时，因而未列入统计。

6.42：1～6.78：1；增城区、荔湾区、花都区、海珠区的专业服务工时与辅助性工时的比例为7.15：1～7.29：1；番禺区专业服务工时与辅助性工时的比例为8.98：1。

三、服务内容及工时量

（一）总体情况

穗残联〔2016〕96号文明确规定："专业服务工时包括入户探访、电话探访、个案服务，小组支持与活动，社交康乐活动，社会功能及职业技能培训、家属服务的工时。"[①] 但市残联并无明确规定这些细项工时的分布，亦没有要求康复者与家属接受这些细项工时的数量，具体分配的比重由各区残联及精综根据本区实际情况制定。

以下统计根据2016年10间精综[②]的末期评估报告，将专业服务分成康复者服务、家属服务和社区居民服务。其中，康复者服务包括服务建档、入户探访、电话访谈、个案服务、小组、社交康乐活动、社会功能及职业技能训练；家属服务包括家属小组、家属活动；社区居民服务包括大型社区宣传活动、共融活动。

1. 平均情况

经统计，我们发现，在2016年：

10间精综用于康复者服务的工时总和为98957小时，平均每间精综用于康复者服务的工时为9895.70小时，约占专业工时总数的94.00%。

10间精综用于家属服务的工时总和为3480小时，平均每间精综用于家属服务的工时为348小时，约占专业工时总数的3.31%。

10间精综用于社区居民服务的工时为2834小时，平均每间精综用于社区居民服务的工时为283.40小时，约占专业工时总数的2.69%。

2. 各区情况

经统计，我们发现，在2016年：

---

① 广州市残联：《关于实施〈广州市社区精神康复综合服务中心建设方案〉的补充通知》，2016。

② 由于番禺区和越秀区未将服务内容明确分为康复者服务、家属服务和社区居民服务，因而未在此节讨论。

　　白云区精综的康复者服务工时占专业工时的比重最高（98.74%），家属服务工时、社区居民服务工时分别占专业工时的0.82%、0.44%。

　　增城区精综的康复者服务工时占专业工时的比重最低（90.06%），家属服务工时、社区居民服务工时分别占专业工时的3.49%、6.44%。

　　花都区精综的康复者服务工时、家属服务工时、社区居民服务工时占专业工时的比重分别为91.01%、3.48%、5.51%。

　　天河区精综的康复者服务工时、家属服务工时、社区居民服务工时占专业工时的比重分别为92.52%、4.07%、3.41%。

　　荔湾区精综的康复者服务工时、家属服务工时、社区居民服务工时占专业工时的比重分别为92.70%、3.55%、3.75%。

　　从化区精综的康复者服务工时、家属服务工时、社区居民服务工时占专业工时的比重分别为94.70%、3.78%、1.52%。

　　南沙区精综的康复者服务工时、家属服务工时、社区居民服务工时占专业工时的比重分别为94.68%、3.79%、1.53%。

　　黄埔区（北）精综的康复者服务工时、家属服务工时、社区居民服务工时占专业工时的比重分别为94.79%、3.71%、1.50%。

　　海珠区精综的康复者服务工时、家属服务工时、社区居民服务工时占专业工时的比重分别为95.06%、3.52%、1.42%。

　　黄埔区（南）精综的康复者服务工时、家属服务工时、社区居民服务工时占专业工时的比重分别为95.24%、3.24%、1.52%。

　　具体如表5-3所示。

表5-3　广州市10间精综项目服务内容及工时量

所属区	工时	康复者服务	家属服务	社区居民服务	专业工时总数
白云区	工时量（小时）	11545	96	51	11692
	占专业工时总数的比重	98.74%	0.82%	0.44%	100.00%
从化区	工时量（小时）	9328	372	150	9850
	占专业工时总数的比重	94.70%	3.78%	1.52%	100.00%
海珠区	工时量（小时）	10048	372	150	10570
	占专业工时总数的比重	95.06%	3.52%	1.42%	100.00%

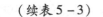

（续表 5－3）

所属区	工时	康复者服务	家属服务	社区居民服务	专业工时总数
花都区	工时量（小时）	9718	372	588	10678
	占专业工时总数的比重	91.01%	3.48%	5.51%	100.00%
黄埔区（南）	工时量（小时）	10950	372	175	11497
	占专业工时总数的比重	95.24%	3.24%	1.52%	100.00%
荔湾区	工时量（小时）	9702	372	392	10466
	占专业工时总数的比重	92.70%	3.55%	3.75%	100.00%
南沙区	工时量（小时）	9298	372	150	9820
	占专业工时总数的比重	94.68%	3.79%	1.53%	100.00%
增城区	工时量（小时）	9588	372	686	10646
	占专业工时总数的比重	90.06%	3.49%	6.44%	100.00%
天河区	工时量（小时）	9282	408	342	10032
	占专业工时总数的比重	92.52%	4.07%	3.41%	100.00%
黄埔区（北）	工时量（小时）	9498	372	150	10020
	占专业工时总数的比重	94.79%	3.71%	1.50%	100.00%
平均数	工时量（小时）	9895.7	348	283.4	10527.1
	占专业工时总数的比重	94.00%	3.31%	2.69%	100.00%

（二）康复者服务

康复者服务包括服务建档、入户探访、电话访谈、个案服务、康复者小组、社交康乐活动、社会功能及职业技能训练。以下是对 2016 年 1 月至 12 月期间康复者服务中各类服务内容及工时量的描述。

1. 服务建档

穗残联〔2016〕96 号文明确规定："专业服务工时围绕 200 名固定服

务对象实施。"① 因此,服务建档即对通过入户探访或者偶到服务发现的服务对象进行资料建档,以便日后能够从中筛选出 200 个接受专业服务的对象。

（1）服务量。如图 5-1 所示,根据 2016 年末期评估报告,11 间精综②年服务建档量的总数为 5368 个,平均数为 488 个。

其中,建档量最多的为黄埔区（北）（601 个）,最少的为天河区（200 个）。其余精综建档量为:白云区、番禺区、荔湾区和南沙区的服务建档量为 500 个,从化区的服务建档量为 532 个,海珠区的服务建档量为 600 个,黄埔区（南）服务建档量为 404 个,花都区的服务建档量为 501 个,增城区的服务建档量为 530 个。

（2）工时数。在建档所用总工时上,11 间精综建档工时的总数为 10460 小时,平均每个区建档所用工时约为 950.91 小时。

其中,所用工时最少的为白云区和天河区,均为 500 小时;所用工时最多的为番禺区、海珠区和黄埔区（北）,均为 1200 小时。另外,从化区、花都区、荔湾区、南沙区的建档工时均为 1000 小时,黄埔区（南）的建档工时为 800 小时,增城区的建档工时为 1060 小时。如图 5-1 所示。

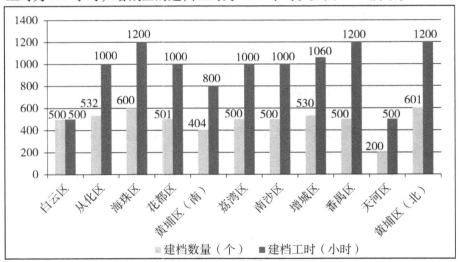

图 5-1　2016 年 11 间精综建档数量与建档工时

---

① 广州市残联:《关于实施〈广州市社区精神康复综合服务中心建设方案〉的补充通知》,2016。

② 由于越秀区将关于服务建档的指标设定为服务建档更新量,因而此处未列入统计。

（3）单位工时数。在建档所用单位工时上，11 间精综建档工时的单位工时数为 1.95 小时/个，即每个建档需用时 1.95 小时，各间精综情况如下：

单位工时最少的为白云区（1 小时/个），最多的为天河区（2.5 小时/个），其余精综的单位工时数分别为：从化区 1.88 小时/个、黄埔区（南）1.98 小时/个、海珠区 2 小时/个、花都区 2 小时/个、荔湾区 2 小时/个、南沙区 2 小时/个、增城区 2 小时/个、黄埔区（北）2 小时/个、番禺区 2.40 小时/个。

（4）工时所占比例。从建档工时所占比例上看，平均每间精综建档工时占康复者服务工时的比重为 9.36%[1]，占总的专业服务工时的比重为 8.97%[2]。各间精综情况如下：

白云区的建档工时占康复者服务工时及总的专业服务工时的比重最小，分别为 4.33%、4.28%。

黄埔区（北）的建档工时占康复者服务工时及总的专业服务工时的比重最大，分别为 12.63%、11.98%。

天河区的建档工时占康复者服务工时及总的专业服务工时的比例分别为 5.39%、4.98%。

黄埔区（南）的建档工时占康复者服务工时及总的专业服务工时的比例分别为 7.31%、6.96%。

花都区的建档工时占康复者服务工时及总的专业服务工时的比例分别为 10.29%、9.37%。

荔湾区的建档工时占康复者服务工时及总的专业服务工时的比例分别为 10.31%、9.55%。

从化区的建档工时占康复者服务工时及总的专业服务工时的比例分别为 10.72%、10.15%。

南沙区的建档工时占康复者服务工时及总的专业服务工时的比例分别为 10.76%、10.18%。

增城区的建档工时占康复者服务工时及总的专业服务工时的比例分别为 11.06%、9.96%。

---

① 统计了除番禺区、越秀区外 10 间精综的整体占比情况。
② 统计了除越秀区外 11 间精综的整体占比情况。

海珠区的建档工时占康复者服务工时及总的专业服务工时的比例分别为 11.94%、11.35%。

具体如表5-4所示。

表5-4　广州市各精综建档工时所占比例

精综 所属区	总的专业 服务工时 （小时）	康复者服 务工时 （小时）	建档工时 （小时）	占康复者 服务工时 的比重	占总的专 业服务工 时的比重
白云区	11692	11545	500	4.33%	4.28%
从化区	9850	9328	1000	10.72%	10.15%
海珠区	10570	10048	1200	11.94%	11.35%
花都区	10678	9718	1000	10.29%	9.37%
黄埔区（南）	11497	10950	800	7.31%	6.96%
荔湾区	10466	9702	1000	10.31%	9.55%
南沙区	9820	9298	1000	10.76%	10.18%
增城区	10646	9588	1060	11.06%	9.96%
番禺区	11356	—	1200	—	10.57%
天河区	10032	9282	500	5.39%	4.98%
黄埔区（北）	10020	9498	1200	12.63%	11.98%
越秀区	9163	—	—		
平均数	10482.5 （10527.1）[1]	9895.7	950.91 （926）[2]	9.36%	8.97%

① 10482.5 为 12 间精综专业服务工时的平均值，10527.1 为设置了康复者服务、家属服务、社区居民服务分类的 10 间精综（除番禺区、越秀区外）的专业服务工时平均值。

② 950.91 为 11 间精综（越秀区无数据）建档服务工时的平均值，926 为设置了康复者服务、家属服务、社区居民服务分类的 10 间精综（除番禺区、越秀区外）的建档服务工时平均值。

2. 入户探访

（1）服务量。如图 5 - 2 所示，根据 2016 年末期评估报告，10 间精综①年入户探访人次的总数为 8473 人次，平均量约为 847.3 人次。

其中，入户探访人次最多的为越秀区（1400 人次），人次最少的为黄埔区（北）（215 人次）。其余精综的入户探访人次分别为：白云区 897 人次、从化区 1043 人次、番禺区 924 人次、花都区 780 人次、荔湾区 1200 人次、增城区 815 人次、黄埔区（南）255 人次、天河区 944 人次。

（2）工时数。在入户探访所用总工时上，12 间精综入户探访所用总工时为 19428 小时，平均每间精综用于入户探访的工时为 1619 小时。

其中，用时最少的为从化区、南沙区和黄埔区（北），总工时为 750 小时；用时最多的为白云区（6240 小时）。另外，有 3 间精综入户探访的总工时为 1250 小时，分别为花都区、黄埔区（南）、荔湾区。有 3 间精综入户探访的总工时为 1000 小时，分别为增城区、海珠区、天河区。其余 2 间精综的入户探访总工时为：番禺区 1500 小时、越秀区 2688 小时。

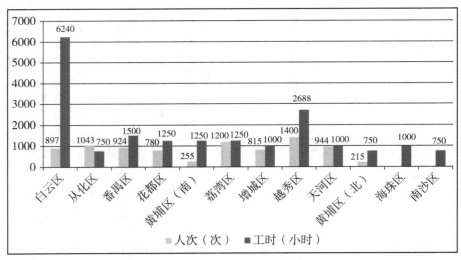

图 5 - 2 2016 年 12 间精综入户探访人次与工时

（3）单位工时数。在入户探访所用单位工时上，10 间精综的单位工

---

① 海珠区、南沙区未按人次统计工作量，因而此处未统计其探访人次。

时数为 1.91 小时/个，即每次入户探访需用时 1.91 小时，各间精综情况如下：

单位工时最少的为从化区（0.72 小时/个），最多的为白云区（6.96 小时/个），其余精综的单位工时数分别为：黄埔区（南）4.90 小时/个、黄埔区（北）3.49 小时/个、越秀区 1.92 小时/个、番禺区 1.62 小时/个、花都区 1.60 小时/个、增城区 1.23 小时/个、天河区 1.06 小时/个、荔湾区 1.04 小时/个。

（4）工时所占比例。从入户探访工时所占比例上看，平均每间精综入户探访工时占康复者服务工时的比重为 15.40%[1]，占总的专业服务工时的比重为 15.44%[2]。各间精综情况如下：

黄埔区（北）的入户探访工时占康复者服务工时及总的专业服务工时的比重最小，分别为 7.90%、7.49%。

白云区的入户探访工时占康复者服务工时及总的专业服务工时的比重最大，分别为 54.05%、53.37%。

从化区的入户探访工时占康复者服务工时及总的专业服务工时的比例分别为 8.04%、7.61%。

南沙区的入户探访工时占康复者服务工时及总的专业服务工时的比例分别为 8.07%、7.64%。

海珠区的入户探访工时占康复者服务工时及总的专业服务工时的比例分别为 9.95%、9.46%。

增城区的入户探访工时占康复者服务工时及总的专业服务工时的比例分别为 10.43%、9.39%。

天河区的入户探访工时占康复者服务工时及总的专业服务工时的比例分别为 10.77%、9.97%。

黄埔区（南）的入户探访工时占康复者服务工时及总的专业服务工时的比例分别为 11.42%、10.87%。

花都区的入户探访工时占康复者服务工时及总的专业服务工时的比例分别为 12.86%、11.71%。

荔湾区的入户探访工时占康复者服务工时及总的专业服务工时的比例

---

① 统计了除番禺区、越秀区外 10 间精综的整体占比情况。

② 统计了 12 间精综的整体占比情况。

分别为 12.88% 、11.94%。

具体如表 5-5 所示。

表 5-5 广州市各精综入户探访工时所占比例

精综所属区	总的专业服务工时（小时）	康复者服务工时（小时）	入户探访工时（小时）	占康复者服务工时的比重	占总的专业服务工时的比重
白云区	11692	11545	6240	54.05%	53.37%
从化区	9850	9328	750	8.04%	7.61%
海珠区	10570	10048	1000	9.95%	9.46%
花都区	10678	9718	1250	12.86%	11.71%
黄埔区（南）	11497	10950	1250	11.42%	10.87%
荔湾区	10466	9702	1250	12.88%	11.94%
南沙区	9820	9298	750	8.07%	7.64%
增城区	10646	9588	1000	10.43%	9.39%
番禺区	11356	—	1500	—	13.21%
天河区	10032	9282	1000	10.77%	9.97%
黄埔区（北）	10020	9498	750	7.90%	7.49%
越秀区	9163	—	2688	—	29.34%
平均数	10482.5（10527.1）[1]	9895.7	1619（1524）[2]	15.40%	15.44%

---

① 10482.5 为 12 间精综专业服务工时的平均值，10527.1 为设置了康复者服务、家属服务、社区居民服务分类的 10 间精综（除番禺区、越秀区外）的专业服务工时平均值。

② 1619 为 12 间精综入户探访服务工时的平均值，1524 为设置了康复者服务、家属服务、社区居民服务分类的 10 间精综（除番禺区、越秀区外）的入户探访服务工时平均值。

3. 电话访谈

（1）服务量。如图 5 - 3 所示，根据 2016 年末期评估报告，12 间精综电话访谈人次的总数为 30826 人次，平均每间精综电访人次约为 2568.83 人次。

其中，电话访谈人次最多的为番禺区（3647 人次），人次最少的为越秀区（880 人次）。其余精综的电话访谈人次为：白云区 2000 人次、从化区 2588 人次、海珠区 3600 人次、花都区 2414 人次、黄埔区（南）3113 人次、荔湾区 2400 人次、南沙区 2457 人次、增城区 2640 人次、天河区 2647 人次、黄埔区（北）2440 人次。

（2）工时数。在电话访谈所用总工时上，12 间精综电话访谈所用总工时为 7672 小时，平均每间精综用于电话访谈的工时为 639.33 小时。

其中，用时最少的为增城区（360 小时），用时最多的为番禺区和海珠区，均为 900 小时。另外，有 6 间精综的电话访谈的总工时为 600 小时，分别是从化区、花都区、荔湾区、南沙区、天河区和黄埔区（北），有 1 间精综（白云区）为 500 小时，有 1 间精综［黄埔区（南）］为 752 小时，有 1 间精综（越秀区）为 660 小时。

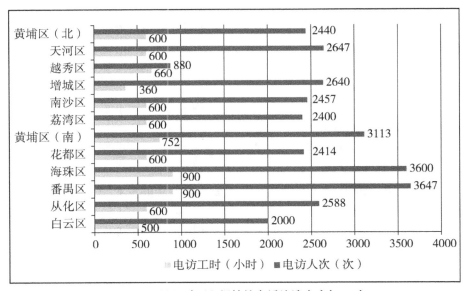

图 5 - 3　2016 年 12 间精综电话访谈人次与工时

（3）单位工时数。在电话访谈所用单位工时上，12 间精综电话访谈工时的单位工时数为 0.25 小时/个，即每次电话访谈需用时 0.25 小时，各间精综情况如下：

单位工时最少的为增城区（0.14 小时/个），最多的为越秀区（0.75 小时/个），其余精综的单位工时数分别为：黄埔区（南）0.25 小时/个、海珠区 0.25 小时/个、荔湾区 0.25 小时/个、白云区 0.25 小时/个、番禺区 0.25 小时/个、花都区 0.25 小时/个、黄埔区（北）0.24 小时/个、南沙区 0.24 小时/个、从化区 0.23 小时/个、天河区 0.23 小时/个。

（4）工时所占比例。从电话访谈工时所占比例上看，平均每间精综电话访谈工时占康复者服务工时的比重为 6.18%[1]，占总的专业服务工时的比重为 6.10%[2]。各间精综情况如下：

增城区的电话访谈工时占康复者服务工时及总的专业服务工时的比重最小，分别为 3.75%、3.38%。

海珠区的电话访谈工时占康复者服务工时及总的专业服务工时的比重最大，分别为 8.96%、8.51%。

白云区的电话访谈工时占康复者服务工时及总的专业服务工时的比例分别为 4.33%、4.28%。

花都区的电话访谈工时占康复者服务工时及总的专业服务工时的比例分别为 6.17%、5.62%。

荔湾区的电话访谈工时占康复者服务工时及总的专业服务工时的比例分别为 6.18%、5.73%。

从化区的电话访谈工时占康复者服务工时及总的专业服务工时的比例分别为 6.43%、6.09%。

黄埔区（南）的电话访谈工时占康复者服务工时及总的专业服务工时的比例分别为 6.87%、6.54%。

南沙区的电话访谈工时占康复者服务工时及总的专业服务工时的比例分别为 6.45%、6.11%。

天河区的电话访谈工时占康复者服务工时及总的专业服务工时的比例分别为 6.46%、5.98%。

---

[1] 统计了除番禺区、越秀区外 10 间精综的整体占比情况。
[2] 统计了 12 间精综的整体占比情况。

黄埔区（北）的电话访谈工时占康复者服务工时及总的专业服务工时的比例分别为 6.32%、5.99%。

具体如表 5-6 所示。

表 5-6 广州市各精综电话访谈工时所占比例

精综所属区	总的专业服务工时（小时）	康复者服务工时（小时）	电话访谈工时（小时）	占康复者服务工时的比重	占总的专业服务工时的比重
白云区	11692	11545	500	4.33%	4.28%
从化区	9850	9328	600	6.43%	6.09%
海珠区	10570	10048	900	8.96%	8.51%
花都区	10678	9718	600	6.17%	5.62%
黄埔区（南）	11497	10950	752	6.87%	6.54%
荔湾区	10466	9702	600	6.18%	5.73%
南沙区	9820	9298	600	6.45%	6.11%
增城区	10646	9588	360	3.75%	3.38%
番禺区	11356	—	900	—	7.93%
天河区	10032	9282	600	6.46%	5.98%
黄埔区（北）	10020	9498	600	6.32%	5.99%
越秀区	9163	—	660	—	7.20%
平均数	10482.5（10527.1）[1]	9895.7	639.33（611.2）[2]	6.18%	6.10%

---

① 10482.5 为 12 间精综专业服务工时的平均值，10527.1 为设置了康复者服务、家属服务、社区居民服务分类的 10 间精综（除番禺区、越秀区外）的专业服务工时平均值。

② 639.33 为 12 间精综电话访谈服务工时的平均值，611.2 为设置了康复者服务、家属服务、社区居民服务分类的 10 间精综（除番禺区、越秀区外）的电话访谈服务工时平均值。

4. 个案服务

（1）服务量。如图5－4所示，根据2016年末期评估报告，12间精综一年完成个案的总数为1324个，平均数约为110.33个。

其中，个案完成量最多的为黄埔区（南）（197个），最少的为白云区（63个）。有3间精综个案完成量为100个，分别是荔湾区、南沙区和天河区。其余精综个案完成量为：从化区150个、番禺区103个、海珠区110个、花都区105个、增城区130个、越秀区65个、黄埔区（北）101个。

（2）工时数。在个案所用总工时上，12间精综用于个案的总工时为65700小时，平均每间精综用于个案的工时为5475小时。

其中，用时最少的为白云区（2400小时），用时最多的为黄埔区（南）（7200小时）。另外，有8间精综个案所用总工时均为6000小时，分别是从化区、海珠区、花都区、荔湾区、南沙区、增城区、天河区和黄埔区（北）。其余2间精综个案所用总工时为：越秀区3120小时、番禺区4980小时。

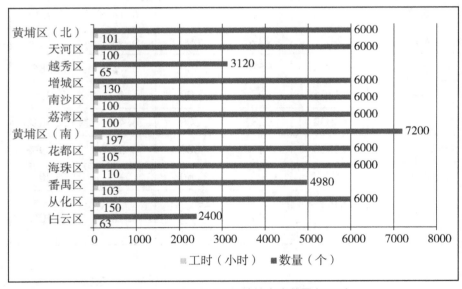

图5－4　2016年12间精综个案数量与工时

（3）单位工时数。在个案所用单位工时上，12间精综个案工时的单位工时数为 49.62 小时/个，即每个个案需用时 49.62 小时，各间精综情况如下：

单位工时最少的为黄埔区（南）（36.55 小时/个），最多的为天河区（60.00 小时/个）、荔湾区（60.00 小时/个）、南沙区（60.00 小时/个），其余精综的单位工时数分别为：黄埔区（北）59.41 小时/个、花都区 57.14 小时/个、海珠区 54.55 小时/个、番禺区 48.35 小时/个、越秀区 48.00 小时/个、增城区 46.15 小时/个、从化区 40.00 小时/个、白云区 38.10 小时/个。

（4）工时所占比例。从个案服务工时所占比例上看，平均每间精综个案工时占康复者服务工时的比重为 58.21%[①]，占总的专业服务工时的比重为 52.23%[②]。各间精综情况如下：

白云区的个案工时占康复者服务工时及总的专业服务工时的比重最小，分别为 20.79%、20.53%。

黄埔区（南）的个案工时占康复者服务工时及总的专业服务工时的比重最大，分别为 65.75%、62.63%。

海珠区的个案工时占康复者服务工时及总的专业服务工时的比例分别为 59.71%、56.76%。

花都区的个案工时占康复者服务工时及总的专业服务工时的比例分别为 61.74%、56.19%。

荔湾区的个案工时占康复者服务工时及总的专业服务工时的比例分别为 61.84%、57.33%。

增城区的个案工时占康复者服务工时及总的专业服务工时的比例分别为 62.58%、56.36%。

黄埔区（北）的个案工时占康复者服务工时及总的专业服务工时的比例分别为 63.17%、59.88%。

从化区的个案工时占康复者服务工时及总的专业服务工时的比例分别为 64.32%、60.91%。

南沙区的个案工时占康复者服务工时及总的专业服务工时的比例分别为 64.53%、61.10%。

---

① 统计了除番禺区、越秀区外 10 间精综的整体占比情况。
② 统计了 12 间精综的整体占比情况。

天河区的个案工时占康复者服务工时及总的专业服务工时的比例分别为 64.64%、59.81%。

具体如表 5-7 所示。

表 5-7　广州市各精综个案服务工时所占比例

精综所属区	专业服务工时（小时）	康复者服务工时（小时）	个案工时（小时）	占康复者服务工时的比重	占总的专业服务工时的比重
白云区	11692	11545	2400	20.79%	20.53%
从化区	9850	9328	6000	64.32%	60.91%
海珠区	10570	10048	6000	59.71%	56.76%
花都区	10678	9718	6000	61.74%	56.19%
黄埔区（南）	11497	10950	7200	65.75%	62.63%
荔湾区	10466	9702	6000	61.84%	57.33%
南沙区	9820	9298	6000	64.53%	61.10%
增城区	10646	9588	6000	62.58%	56.36%
番禺区	11356	—	4980		43.85%
天河区	10032	9282	6000	64.64%	59.81%
黄埔区（北）	10020	9498	6000	63.17%	59.88%
越秀区	9163	—	3120	—	34.05%
平均数	10482.5 (10527.1)①	9895.7	5475 (5760)②	58.21%	52.23%

---

① 10482.5 为 12 间精综专业服务工时的平均值，10527.1 为设置了康复者服务、家属服务、社区居民服务分类的 10 间精综（除番禺区、越秀区外）的专业服务工时平均值。

② 5475 为 12 间精综个案服务工时的平均值，5760 为设置了康复者服务、家属服务、社区居民服务分类的 10 间精综（除番禺区、越秀区外）的个案服务工时平均值。

5. 康复者小组

（1）服务量。如图 5-5 所示，根据 2016 年末期评估报告，10 间精综[①]一年的康复者小组完成量的总数为 89 个，平均数为 8.90 个。

其中，完成量最多的为白云区（32 个）。有 7 间精综均完成小组 6 个，分别是海珠区、花都区、黄埔区（南）、南沙区、增城区、天河区、黄埔区（北）。其余从化区、荔湾区的康复者小组完成量分别为 8 个、7 个。

（2）工时数。在康复者小组所用总工时上，10 间精综用于小组的总工时为 2070 小时，平均数为 207 小时。

其中，所用工时最多的为白云区（384 小时）。7 间精综的康复者小组所用工时均为 180 小时，分别是海珠区、花都区、黄埔区（南）、荔湾区、南沙区、增城区和黄埔区（北）。另外，从化区精综的康复者小组所用工时为 210 小时，天河区精综的康复者小组所用工时为 216 小时。

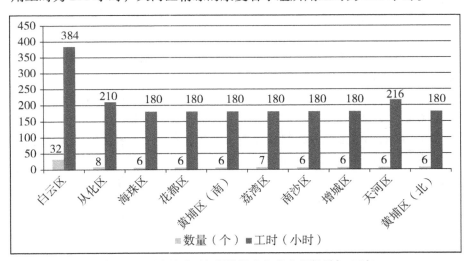

图 5-5　2016 年 10 间精综康复者小组数量与工时

（3）单位工时数。在小组所用单位工时上，10 间精综小组工时的单位工时数为 23.26 小时/个，即每个小组需用时 23.26 小时，各间精综情况如下：

---

① 越秀区、番禺区指标体系中未按康复者小组与家属小组划分，其按专业小组与兴趣小组划分，因而无法统计康复者小组个数与工时。

单位工时最少的为白云区（12.00 小时/个），最多的为天河区（36.00 小时/个），其余精综的单位工时数各区分别为：南沙区 30.00 小时/个、黄埔区（南）30.00 小时/个、黄埔区（北）30.00 小时/个、花都区 30.00 小时/个、海珠区 30.00 小时/个、增城区 30.00 小时/个、从化区 26.25 小时/个、荔湾区 25.71 小时/个。

（4）工时所占比例。从康复者小组工时所占比例上看，平均每间精综小组工时占康复者服务工时的比重为 2.09%[1]，占总的专业服务工时的比重为 1.97%[2]。各间精综情况如下：

黄埔区（南）的小组工时占康复者服务工时及总的专业服务工时的比重最小，分别为 1.64%、1.57%。

白云区的小组工时占康复者服务工时及总的专业服务工时的比重最大，分别为 3.33%、3.28%。

海珠区的小组工时占康复者服务工时及总的专业服务工时的比例分别为 1.79%、1.70%。

花都区的小组工时占康复者服务工时及总的专业服务工时的比例分别为 1.85%、1.69%。

荔湾区的小组工时占康复者服务工时及总的专业服务工时的比例分别为 1.86%、1.72%。

增城区的小组工时占康复者服务工时及总的专业服务工时的比例分别为 1.88%、1.69%。

黄埔区（北）的小组工时占康复者服务工时及总的专业服务工时的比例分别为 1.90%、1.80%。

南沙区的小组工时占康复者服务工时及总的专业服务工时的比例分别为 1.94%、1.83%。

从化区的小组工时占康复者服务工时及总的专业服务工时的比例分别为 2.25%、2.13%。

天河区的小组工时占康复者服务工时及总的专业服务工时的比例分别为 2.33%、2.15%。

具体如表 5-8 所示。

---

[1] 统计了除番禺区、越秀区外 10 间精综的整体占比情况。
[2] 统计了除番禺区、越秀区外 10 间精综的整体占比情况。

表5-8 广州市各精综康复者小组工时所占比例

精综 所属区	专业服 务工时 （小时）	康复者服 务工时 （小时）	小组工时 （小时）	占康复者 服务工时 的比重	占总的专 业服务工 时的比重
白云区	11692	11545	384	3.33%	3.28%
从化区	9850	9328	210	2.25%	2.13%
海珠区	10570	10048	180	1.79%	1.70%
花都区	10678	9718	180	1.85%	1.69%
黄埔区（南）	11497	10950	180	1.64%	1.57%
荔湾区	10466	9702	180	1.86%	1.72%
南沙区	9820	9298	180	1.94%	1.83%
增城区	10646	9588	180	1.88%	1.69%
番禺区	11356	—	—	—	—
天河区	10032	9282	216	2.33%	2.15%
黄埔区（北）	10020	9498	180	1.90%	1.80%
越秀区	9163	—	—	—	—
平均数	10482.5 （10527.1）[①]	9895.7	207	2.09%	1.97%

6. 社交康乐活动

（1）服务量。如图5-6所示，根据2016年末期评估报告，11间精综[②]一年的社交康乐活动完成量的总数为302个，平均数约为27.45个。

---

① 10482.5为12间精综专业服务工时的平均值，10527.1为设置了康复者服务、家属服务、社区居民服务分类的10间精综（除番禺区、越秀区外）的专业服务工时平均值。

② 其中，越秀区指标体系中未设置社交康乐活动这一项，因而无法统计。

其中，完成量最多的为白云区（48 个），最少的为番禺区（12 个）。有 5 间精综的完成量为 24 个，分别是海珠区、黄埔区（南）、荔湾区、南沙区、黄埔区（北）。有 2 间精综的完成量为 26 个，分别是花都区和增城区。另外，从化区的完成量为 45 个，天河区的完成量为 25 个。

（2）工时数。在社交康乐活动所用总工时上，11 间精综用于社交康乐活动的总工时为 2624 小时，平均数约为 238.55 小时。

其中，用时最多的为白云区（768 小时），用时最少的为番禺区（96 小时）。有 7 间精综的社交康乐活动所用工时均为 192 小时，分别是从化区、海珠区、黄埔区（南）、荔湾区、南沙区、天河区、黄埔区（北）。有 2 间精综的社交康乐活动所用工时均为 208 小时，分别是花都区和增城区。

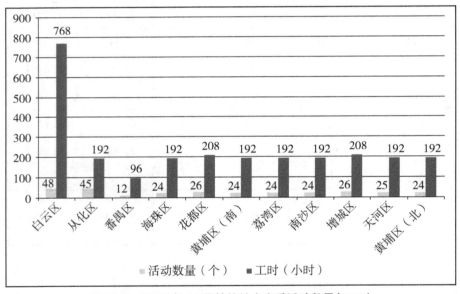

图 5-6　2016 年 11 间精综社交康乐活动数量与工时

（3）单位工时数。在社交康乐活动所用单位工时上，11 间精综社交康乐活动工时的单位工时数为 8.69 小时/个，即每个社交康乐活动需用时 8.69 小时，各间精综情况如下：

单位工时最少的为从化区（4.27 小时/个），最多的为白云区（16.00

小时/个），其余精综的单位工时分别为：南沙区 8.00 小时/个、黄埔区（南）8.00 小时/个、黄埔区（北）8.00 小时/个、花都区 8.00 小时/个、海珠区 8.00 小时/个、增城区 8.00 小时/个、荔湾区 8.00 小时/个、番禺区 8.00 小时/个、天河区 7.68 小时/个。

（4）工时所占比例。从社交康乐活动工时所占比例上看，平均每间精综社交康乐活动工时占康复者服务工时的比重为 2.55%[①]，占总的专业服务工时的比重为 2.25%[②]。各间精综情况如下：

黄埔区（南）的社交康乐活动工时占康复者服务工时及总的专业服务工时的比重最小，分别为 1.75%、1.67%。

白云区的社交康乐活动工时占康复者服务工时及总的专业服务工时的比重最大，分别为 6.65%、6.57%。

海珠区的社交康乐活动工时占康复者服务工时及总的专业服务工时的比例分别为 1.91%、1.82%。

荔湾区的社交康乐活动工时占康复者服务工时及总的专业服务工时的比例分别为 1.98%、1.83%。

黄埔区（北）的社交康乐活动工时占康复者服务工时及总的专业服务工时的比例分别为 2.02%、1.92%。

南沙区的社交康乐活动工时占康复者服务工时及总的专业服务工时的比例分别为 2.06%、1.96%。

从化区的社交康乐活动工时占康复者服务工时及总的专业服务工时的比例分别为 2.06%、1.95%。

天河区的社交康乐活动工时占康复者服务工时及总的专业服务工时的比例分别为 2.07%、1.91%。

花都区的社交康乐活动工时占康复者服务工时及总的专业服务工时的比例分别为 2.14%、1.95%。

增城区的社交康乐活动工时占康复者服务工时及总的专业服务工时的比例分别为 2.17%、1.95%。

---

① 统计了除番禺区、越秀区外 10 间精综的整体占比情况。

② 统计了除越秀区外 11 间精综的整体占比情况。

具体如表5-9所示。

表5-9 广州市各精综社交康乐活动工时所占比例

精综所属区	专业服务工时（小时）	康复者服务工时（小时）	社交康乐活动	占康复者服务工时的比重	占总的专业服务工时的比重
白云区	11692	11545	768	6.65%	6.57%
从化区	9850	9328	192	2.06%	1.95%
海珠区	10570	10048	192	1.91%	1.82%
花都区	10678	9718	208	2.14%	1.95%
黄埔区（南）	11497	10950	192	1.75%	1.67%
荔湾区	10466	9702	192	1.98%	1.83%
南沙区	9820	9298	192	2.06%	1.96%
增城区	10646	9588	208	2.17%	1.95%
番禺区	11356	—	96	—	0.85%
天河区	10032	9282	192	2.07%	1.91%
黄埔区（北）	10020	9498	192	2.02%	1.92%
越秀区	9163	—	—	—	—
平均数	10482.5（10527.1）①	9895.7	238.55（252.8）②	2.55%	2.25%

7. 社会功能及职业技能训练

（1）服务量。如图5-7所示，根据2016年末期评估报告，10间精综③一年的社会功能及职业技能训练完成量的总数为17850人次，平均数

---

① 10482.5为12间精综专业服务工时的平均值，10527.1为设置了康复者服务、家属服务、社区居民服务分类的10间精综（除番禺区、越秀区外）的专业服务工时平均值。

② 238.55为11间精综（除越秀区外）社交康乐活动服务工时的平均值，252.8为设置了康复者服务、家属服务、社区居民服务分类的10间精综（除番禺区、越秀区外）的社交康乐活动服务工时平均值。

③ 从化区的此项指标未统计人次，仅统计服务次数，因而在指标完成量中未统计（其服务次数为238次）。

为 1785 人次。

　　其中，完成量最多的为番禺区（6486 人次），最少的为荔湾区、增城区（600 人次）。其余白云区、海珠区、花都区、黄埔区（南）、南沙区、天河区、黄埔区（北）的完成量分别为 980 人次、780 人次、608 人次、742 人次、740 人次、1404 人次、4910 人次。

　　（2）工时数。在社会功能及职业技能训练所用总工时上，11 间精综用于社会功能及职业技能训练的总工时为 7342 小时，平均数约为 667.45 小时。

　　其中，用时最多的为番禺区（2040 小时），用时最少的为白云区（208 小时）。有 5 间精综的社会功能及职业技能训练所用工时均为 576 小时，分别是海珠区、黄埔区（南）、南沙区、从化区和黄埔区（北）。有 3 间精综的社会功能及职业技能训练所用工时均为 480 小时，分别是花都区、荔湾区、增城。天河区所用工时为 774 小时。

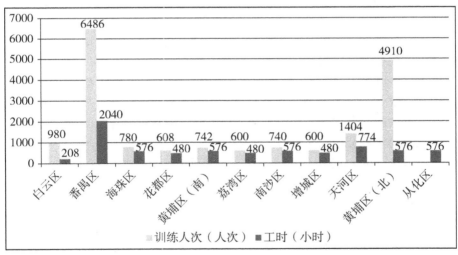

图 5-7　2016 年 11 间精综社会功能及职业技能训练人次与工时

　　（3）单位工时数。在社会功能及职业技能训练所用单位工时上，10 间精综社会功能及职业技能训练工时的单位工时数为 0.37 小时/个，即每次社会功能及职业技能训练需用时 0.37 小时，各间精综情况如下：

　　单位工时最少的为黄埔区（北）（0.12 小时/个），最多的为荔湾区

（0.80 小时/个）、增城区（0.80 小时/个），其余精综的单位工时数分别为：花都区 0.79 小时/个、南沙区 0.78 小时/个、黄埔区（南）0.78 小时/个、海珠区 0.74 小时/个、天河区 0.55 小时/个、番禺区 0.31 小时/个、白云区 0.21 小时/个。

（4）工时所占比例。从社会功能及职业技能训练工时所占比例上看，平均每间精综社会功能及职业技能训练工时占康复者服务工时的比重为5.36%[1]，总的专业服务工时的比重为6.30%[2]。各间精综情况如下：

白云区的社会功能及职业技能训练工时占康复者服务工时及总的专业服务工时的比重最小，分别为1.80%、1.78%。

番禺区的社会功能及职业技能训练工时占总的专业服务工时的比重最大，为17.96%。

荔湾区的社会功能及职业技能训练工时占康复者服务工时及总的专业服务工时的比例分别为4.95%、4.59%。

花都区的社会功能及职业技能训练工时占康复者服务工时及总的专业服务工时的比例分别为4.94%、4.50%。

增城区的社会功能及职业技能训练工时占康复者服务工时及总的专业服务工时的比例分别为5.01%、4.51%。

黄埔区（南）的社会功能及职业技能训练工时占康复者服务工时及总的专业服务工时的比例分别为5.26%、5.01%。

海珠区的社会功能及职业技能训练工时占康复者服务工时及总的专业服务工时的比例分别为5.73%、5.45%。

黄埔区（北）的社会功能及职业技能训练工时占康复者服务工时及总的专业服务工时的比例分别为6.06%、5.75%。

从化区的社会功能及职业技能训练工时占康复者服务工时及总的专业服务工时的比例分别为6.17%、5.85%。

南沙区的社会功能及职业技能训练工时占康复者服务工时及总的专业服务工时的比例分别为6.19%、5.87%。

天河区的社会功能及职业技能训练工时占康复者服务工时及总的专业服务工时的比例分别为8.34%、7.72%。

---

① 统计了除番禺区、越秀区外10间精综的整体占比情况。
② 统计了除越秀区外11间精综的整体占比情况。

具体如表 5-10 所示。

表 5-10 广州市各精综社会功能训练工时所占比例

精综 所属区	专业服 务工时 （小时）	康复者 服务工时 （小时）	社会功能 训练工时 （小时）	占康复者 服务工时 的比重	占总的专 业服务工 时的比重
白云区	11692	11545	208	1.80%	1.78%
从化区	9850	9328	576	6.17%	5.85%
海珠区	10570	10048	576	5.73%	5.45%
花都区	10678	9718	480	4.94%	4.50%
黄埔区（南）	11497	10950	576	5.26%	5.01%
荔湾区	10466	9702	480	4.95%	4.59%
南沙区	9820	9298	576	6.19%	5.87%
增城区	10646	9588	480	5.01%	4.51%
番禺区	11356	—	2040	—	17.96%
天河区	10032	9282	774	8.34%	7.72%
黄埔区（北）	10020	9498	576	6.06%	5.75%
越秀区	9163	—	—	—	—
平均数	10482.5 (10527.1)①	9895.7	667.45 (530.2)②	5.36%	6.30%

（三）家属服务

家属服务包括家属小组、家属活动。以下是对 2016 年 1 月至 12 月期间家属服务中各分类服务内容与工作量的描述。

---

① 10482.5 为 12 间精综专业服务工时的平均值，10527.1 为设置了康复者服务、家属服务、社区居民服务分类的 10 间精综（除番禺区、越秀区外）的专业服务工时平均值。

② 667.45 为 11 间精综（越秀区数据缺失）社会功能及职业技能训练服务工时的平均值，530.2 为设置了康复者服务、家属服务、社区居民服务分类的 10 间精综（除番禺区、越秀区外）的电话访谈服务工时平均值。

1. 家属小组

（1）服务量。如图 5-8 所示，根据 2016 年末期评估报告，10 间精综一年的家属小组完成量的总数为 79 个，平均数为 7.90 个。

其中，完成量最多的为白云区（24 个）。其余有 8 间精综康复者小组的个数均为 6 个，分别是海珠区、花都区、黄埔区（南）、荔湾区、南沙区、增城区、天河区、黄埔区（北）。有 1 间精综（从化区）的康复者小组个数为 7 个。

（2）工时数。在家属小组所用总工时上，10 间精综用于小组的总工时为 1704 小时，平均数为 170.40 小时。

其中，所用工时最少的为白云区（48 小时）。有 8 间精综的康复者小组所用工时均为 180 小时，分别是从化区、海珠区、花都区、黄埔区（南）、黄埔区（北）、荔湾区、南沙区、增城区。另外，天河区的康复者小组所用工时为 216 小时。

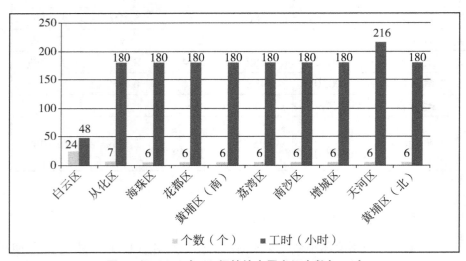

图 5-8　2016 年 10 间精综家属小组个数与工时

（3）单位工时数。在家属小组所用单位工时上，10 间精综家属小组的单位工时数为 21.57 小时/个，各间精综情况如下：

单位工时最少的为白云区（2.00 小时/个），最多的为天河区（36.00 小时/个），其余各间精综的单位工时数分别为：花都区 30.00 小时/个、南沙区 30.00 小时/个、黄埔区（南）30.00 小时/个、海珠区 30.00 小时/个、荔湾区 30.00 小时/个、增城区 30.00 小时/个、黄埔区（北）30.00 小时/个、从化区 25.71 小时/个。

（4）工时所占比例。从家属小组工时所占比例上看，平均每间精综家属小组工时占家属服务工时的比重为 48.97%[①]，占总的专业服务工时的比重为 1.62%[②]。各间精综情况如下：

白云区的家属小组工时占总的专业服务工时的比重最小，为 0.41%，占家属服务工时的比重为 50.00%。

天河区的家属小组工时占家属服务工时及总的专业服务工时的比重最大，分别为 52.94%、2.15%。

黄埔区（南）的家属小组工时占家属服务工时及总的专业服务工时的比例分别为 48.39%、1.57%。

花都区的家属小组工时占家属服务工时及总的专业服务工时的比例分别为 48.39%、1.69%。

增城区的家属小组工时占家属服务工时及总的专业服务工时的比例分别为 48.39%、1.69%。

海珠区的家属小组工时占家属服务工时及总的专业服务工时的比例分别为 48.39%、1.70%。

荔湾区的家属小组工时占家属服务工时及总的专业服务工时的比例分别为 48.39%、1.72%。

黄埔区（北）的家属小组工时占家属服务工时及总的专业服务工时的比例分别为 48.39%、1.80%。

从化区的家属小组工时占家属服务工时及总的专业服务工时的比例分别为 48.39%、1.83%。

南沙区的家属小组工时占家属服务工时及总的专业服务工时的比例分别为 48.39%、1.83%。

具体如表 5－11 所示。

---

① 统计了除番禺区、越秀区外 10 间精综的整体占比情况。
② 统计了除番禺区、越秀区外 10 间精综的整体占比情况。

表5-11 广州市各精综家属小组工时所占比例

精综所属区	专业服务工时（小时）	家属服务工时（小时）	小组工时（小时）	占家属服务工时的比重	占总的专业服务工时的比重
白云区	11692	96	48	50.00%	0.41%
从化区	9850	372	180	48.39%	1.83%
海珠区	10570	372	180	48.39%	1.70%
花都区	10678	372	180	48.39%	1.69%
黄埔区（南）	11497	372	180	48.39%	1.57%
荔湾区	10466	372	180	48.39%	1.72%
南沙区	9820	372	180	48.39%	1.83%
增城区	10646	372	180	48.39%	1.69%
番禺区	11356	—	—	—	—
天河区	10032	408	216	52.94%	2.15%
黄埔区（北）	10020	372	180	48.39%	1.80%
越秀区	9163	—	—	—	—
平均数	10482.5（10527.1）[1]	348	170.4	48.97%	1.62%

2. 家属活动

（1）服务量。如图5-9所示，根据2016年末期评估报告，11间精综[2]一年的家属活动完成量的总数为275个，平均数为25个。

---

[1] 10482.5为12间精综专业服务工时的平均值，10527.1为设置了康复者服务、家属服务、社区居民服务分类的10间精综（除番禺区、越秀区外）的专业服务工时平均值。

[2] 其中，越秀区指标体系中未设置家属活动这一项，因而无法统计。

　　其中，完成量最多的为番禺区（45 个），最少的为海珠区（12 个）。其余有 7 间精综家属活动的个数均为 24 个，分别是白云区、花都区、黄埔区（南）、荔湾区、南沙区、增城区、黄埔区（北）。有 2 间精综家属活动的个数为 25 个，分别是从化区、天河区。

　　（2）工时数。在家属活动所用总工时上，11 间精综用于家属活动的总工时为 1800 小时，平均数约为 163.64 小时。

　　其中，所用工时最少的为海珠区（24 小时）。有 9 间精综的家属活动所用工时均为 192 小时，分别是番禺区、花都区、黄埔区（南）、荔湾区、南沙区、增城区、从化区、天河区和黄埔区（北）。有 1 间精综（白云区）所用工时为 48 小时。

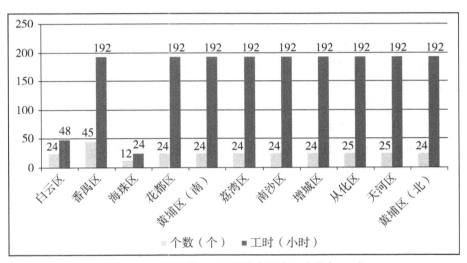

图 5-9　2016 年 11 间精综家属小组个数与工时

　　（3）单位工时数。在家属活动所用单位工时上，11 间精综家属活动的单位工时数为 6.55 小时/个，各间精综情况如下：

　　单位工时最少的为白云区（2.00 小时/个）、海珠区（2.00 小时/个），最多的为花都区（8.00 小时/个）、南沙区（8.00 小时/个）、黄埔区（南）（8.00 小时/个）、荔湾区（8.00 小时/个）、增城区（8.00 小时/个）、黄埔区（北）（8.00 小时/个），其余精综的单位工时数分别为天河区 7.68 小时/个、从化区 7.68 小时/个、番禺区 4.27 小时/个。

（4）工时所占比例。从家属活动工时所占比例上看，平均每间精综家属活动工时占家属服务工时的比重为 46.21%[1]，占总的专业服务工时的比重为 1.56%[2]。各间精综情况如下：

海珠区的家属活动工时占家属服务工时及总的专业服务工时的比重最小，分别为 6.45%、0.23%。

南沙区的家属活动工时占总的专业服务工时的比重最大，为 1.96%，占家属服务工时的比重为 51.61%。

天河区的家属活动工时占家属服务工时及总的专业服务工时的比例分别为 47.06%、1.91%。

黄埔区（南）的家属活动工时占家属服务工时及总的专业服务工时的比例分别为 51.61%、1.67%。

增城区的家属活动工时占家属服务工时及总的专业服务工时的比例分别为 51.61%、1.80%。

花都区的家属活动工时占家属服务工时及总的专业服务工时的比例分别为 51.61%、1.80%。

荔湾区的家属活动工时占家属服务工时及总的专业服务工时的比例分别为 51.61%、1.83%。

黄埔区（北）的家属活动工时占家属服务工时及总的专业服务工时的比例分别为 51.61%、1.92%。

从化区的家属活动工时占家属服务工时及总的专业服务工时的比例分别为 51.61%、1.95%。

白云区的家属活动工时占家属服务工时及总的专业服务工时的比例分别为 50.00%、0.41%。

具体如表 5 - 12 所示。

---

① 统计了除番禺区、越秀区外 10 间精综的整体占比情况。
② 统计了除越秀区外 11 间精综的整体占比情况。

表5-12　广州市各精综家属活动工时所占比例

精综 所属区	专业服 务工时 （小时）	家属服 务工时 （小时）	家属活 动工时 （小时）	占家属 服务工时 的比重	占总的专 业服务工 时的比重
白云区	11692	96	48	50.00%	0.41%
从化区	9850	372	192	51.61%	1.95%
海珠区	10570	372	24	6.45%	0.23%
花都区	10678	372	192	51.61%	1.80%
黄埔区（南）	11497	372	192	51.61%	1.67%
荔湾区	10466	372	192	51.61%	1.83%
南沙区	9820	372	192	51.61%	1.96%
增城区	10646	372	192	51.61%	1.80%
番禺区	11356	—	192	—	1.69%
天河区	10032	408	192	47.06%	1.91%
黄埔区（北）	10020	372	192	51.61%	1.92%
越秀区	9163	—	—	—	—
平均数	10482.5 （10527.1）①	348	163.64 （160.8）②	46.21%	1.56%

① 10482.5为12间精综专业服务工时的平均值，10527.1为设置了康复者服务、家属服务、社区居民服务分类的10间精综（除番禺区、越秀区外）的专业服务工时平均值。

② 163.64为11间精综（越秀区数据缺失）家属活动服务工时的平均值，160.8为设置了康复者服务、家属服务、社区居民服务分类的10间精综（除番禺区、越秀区外）的家属活动服务工时平均值。

（四）社区居民服务

社区居民服务包括大型社区宣传活动、共融活动。下面将描述 2016 年 1 月至 12 月间社区居民服务中各分类的服务内容及工作量。

1. 大型社区宣传活动

（1）服务量。如图 5－10 所示，根据 2016 年末期评估报告，12 间精综一年的大型社区宣传活动完成量的总数为 65 个，平均数约为 5.42 个。

其中，完成量最多的为越秀区（10 个），最少的为从化区、海珠区、黄埔区（南）、南沙区、天河区（3 个）。其余有 3 间精综大型社区宣传活动的个数均为 6 个，分别是白云区、花都区、荔湾区。有 2 间精综的完成个数为 7 个，分别是增城区、黄埔区（北）。另外，番禺区的完成个数为 8 个。

（2）工时数。在大型社区宣传活动所用总工时上，12 间精综用于大型社区宣传活动的总工时为 2518 小时，平均数约为 209.83 小时。

其中，所用工时最少的为白云区（48 小时），最多的为番禺区（400 小时）。有 6 间精综的所用工时均为 150 小时，分别是从化区、海珠区、黄埔区（南）、南沙区、天河区、黄埔区（北）。其余花都区、荔湾区、越秀区、增城区所用工时分别是 300 小时、200 小时、320 小时、350 小时。

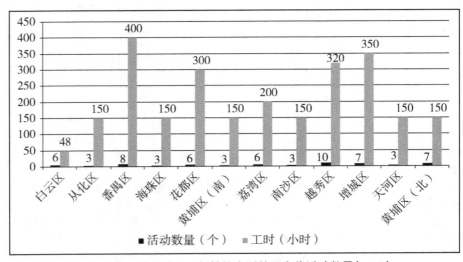

图 5－10　2016 年 12 间精综大型社区宣传活动数量与工时

（3）单位工时数。在大型社区宣传活动所用单位工时上，12 间精综大型社区宣传活动工时的单位工时数为 38.74 小时/个，即每次大型社区宣传活动需用时 38.74 小时，各间精综情况如下：

单位工时最少的为白云区（8.00 小时/个），最多的为天河区（50.00 小时/个）、从化区（50.00 小时/个）、番禺区（50.00 小时/个）、海珠区（50.00 小时/个）、花都区（50.00 小时/个）、南沙区（50.00 小时/个）、黄埔区（南）（50.00 小时/个）、增城区（50.00 小时/个），其余精综的单位工时数分别为荔湾区 33.33 小时/个、越秀区 32.00 小时/个、黄埔区（北）21.43 小时/个。

（4）工时所占比例。从大型宣传活动工时所占比例来看，平均每间精综大型社区宣传活动工时占社区居民服务工时的比重为 63.44%①，占总的专业服务工时的比重为 2.00%②。各间精综情况如下：

天河区大型社区宣传活动工时占社区居民服务工时的比重最小，为 43.86%，占总的专业服务工时的比重为 1.50%。

白云区大型社区宣传活动工时占总的专业服务工时的比重最小，为 0.41%，占社区居民服务工时的比重为 94.12%。

从化区、海珠区、南沙区和黄埔区（北）大型社区宣传活动工时占社区居民服务工时的比重最大，均为 100%，占总的专业服务工时的比重分别为 1.52%、1.42%、1.53%、1.50%。

荔湾区大型社区宣传活动工时占社区居民服务及总的专业服务工时的比重分别为 51.02%、1.91%。

花都区大型社区宣传活动工时占社区居民服务及总的专业服务工时的比重分别为 51.02%、2.81%。

黄埔区（南）大型社区宣传活动工时占社区居民服务及总的专业服务工时的比重分别为 85.71%、1.30%。

增城区大型社区宣传活动工时占社区居民服务及总的专业服务工时的比重分别为 51.02%、3.29%。

具体如表 5-13 所示。

---

① 统计了除番禺区、越秀区外 10 间精综的整体占比情况。
② 统计了 12 间精综的整体占比情况。

表 5 – 13　广州市各精综大型社区宣传活动工时所占比例

精综所属区	专业服务工时（小时）	社区居民服务工时（小时）	大型社区宣传活动工时(小时)	占社区居民服务工时的比重	占总的专业服务工时的比重
白云区	11692	51	48	94.12%	0.41%
从化区	9850	150	150	100.00%	1.52%
海珠区	10570	150	150	100.00%	1.42%
花都区	10678	588	300	51.02%	2.81%
黄埔区（南）	11497	175	150	85.71%	1.30%
荔湾区	10466	392	200	51.02%	1.91%
南沙区	9820	150	150	100.00%	1.53%
增城区	10646	686	350	51.02%	3.29%
番禺区	11356	—	400	—	3.52%
天河区	10032	342	150	43.86%	1.50%
黄埔区（北）	10020	150	150	100.00%	1.50%
越秀区	9163	—	320		3.49%
平均数	10482.5 (10527.1)[①]	283.4	209.83 (179.8)[②]	63.44%	2.00%

2. 共融活动

（1）服务量。如图 5 – 11 所示，根据 2016 年末期评估报告，仅有 4 间精综设置了共融活动这一服务指标，分别是花都区、荔湾区、增城区、天河区。4 间精综一年的共融活动完成量的总数为 22 个，平均数为 5.50 个。其中，花都区 6 个、荔湾区 5 个、增城区 7 个、天河区 4 个。

（2）工时数。在共融活动所用总工时上，4 间精综用共融活动的总工

---

　　① 10482.5 为 12 间精综专业服务工时的平均值，10527.1 为设置了康复者服务、家属服务、社区居民服务分类的 10 间精综（除番禺区、越秀区外）的专业服务工时平均值。

　　② 209.83 为 12 间精综大型社区宣传活动服务工时的平均值，179.8 为设置了康复者服务、家属服务、社区居民服务分类的 10 间精综（除番禺区、越秀区外）的电话访谈服务工时平均值。

时为 1008 小时，平均数为 252 小时。其中，荔湾区和天河区均为 192 小时，花都区为 288 小时，增城区为 336 小时。

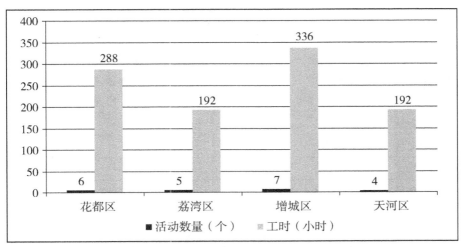

图 5-11　2016 年 4 间精综共融活动数量与工时

（3）单位工时数。在共融活动所用单位工时上，4 间精综共融活动工时的单位工时数为 45.82 小时/个，各间精综情况为：天河区 48.00 小时/个、花都区 48.00 小时/个、增城区 48.00 小时/个、荔湾区 38.40 小时/个。

（4）工时所占比例。从共融活动工时所占比例上看，平均每间精综共融活动工时占社区居民服务工时的比重为 50.20%[1]，占总的专业服务工时的比重为 2.41%[2]。各间精综情况如下：

荔湾区共融活动工时占社区居民服务及总的专业服务工时的比重分别为 48.98%、1.83%。

花都区共融活动工时占社区居民服务及总的专业服务工时的比重分别为 48.98%、2.70%。

增城区共融活动工时占社区居民服务及总的专业服务工时的比重分别为 48.98%、3.16%。

---

① 统计了开展共融活动的 4 间精综的整体情况。
② 统计了开展共融活动的 4 间精综的整体情况。

天河区共融活动工时占社区居民服务及总的专业服务工时的比重分别为 56.14%、1.91%。

具体如表 5-14 所示。

表 5-14　广州市各精综共融活动工时所占比例

精综所属区	专业服务工时（小时）	社区居民服务工时（小时）	共融活动工时（小时）	占社区居民服务工时的比重	占总的专业服务工时的比重
白云区	11692	51	——	——	——
从化区	9850	150	——	——	——
海珠区	10570	150	——	——	——
花都区	10678	588	288	48.98%	2.70%
黄埔区（南）	11497	175	——	——	——
荔湾区	10466	392	192	48.98%	1.83%
南沙区	9820	150	——	——	——
增城区	10646	686	336	48.98%	3.16%
番禺区	11356	——	——	——	——
天河区	10032	342	192	56.14%	1.91%
黄埔区（北）	10020	150	——	——	——
越秀区	9163	——	——	——	——
平均数	10482.5（10527.1）①	283.4	252	50.20%	2.41%

（五）汇总

综上所述，广州市各区精综项目的服务工时比例分布情况如表 5-15 所示。

——————

① 10482.5 为 12 间精综专业服务工时的平均值，10527.1 为设置了康复者服务、家属服务、社区居民服务分类的 10 间精综（除番禺区、越秀区外）的专业服务工时平均值。

表5-15　广州市各区精综项目服务工时比例情况

康复者服务

所属区	专业服务工时（小时）	康复者服务工时比例（括号内为占专业服务工时的比例）	建档					入户探访					电话访谈					个案服务				
			指标（个/次）	单位工时（小时）	工时（小时）	占康复者服务工时的比重	占总的专业工时的比重	指标（个/次）	单位工时（小时）	工时（小时）	占康复者服务工时的比重	占总的专业工时的比重	指标（个/次）	单位工时（小时）	工时（小时）	占康复者服务工时的比重	占总的专业工时的比重	指标（个/次）	单位工时（小时）	工时（小时）	占康复者服务工时的比重	占总的专业工时的比重
白云区	11692	11545(98.74%)	500	1	500	4.33%	4.28%	897	6.96	6240	54.05%	53.37%	2000	0.25	500	4.33%	4.28%	63	38.10	2400	20.79%	20.53%
从化区	9850	9328(94.70%)	532	1.88	1000	10.72%	10.15%	1043	0.72	750	8.04%	7.61%	2588	0.23	600	6.43%	6.09%	150	40	6000	64.32%	60.91%
海珠区	10570	10048(95.06%)	600	2	1200	11.94%	11.35%	—	—	1000	9.95%	9.46%	3600	0.25	900	8.96%	8.51%	110	54.55	6000	59.71%	56.76%
花都区	10678	9718(91.01%)	501	2	1000	10.29%	9.37%	780	1.60	1250	12.86%	11.71%	2414	0.25	600	6.17%	5.62%	105	57.14	6000	61.74%	56.19%
黄埔区（南）	11497	10950(95.24%)	404	1.98	800	7.31%	6.96%	255	4.90	1250	11.42%	10.87%	3113	0.25	752	6.87%	6.54%	197	36.55	7200	65.75%	62.63%
荔湾区	10466	9702(92.70%)	500	2	1000	10.31%	9.55%	1200	1.04	1250	12.88%	11.94%	2400	0.25	600	6.18%	5.73%	100	60	6000	61.84%	57.33%
南沙区	9820	9298(94.68%)	500	2	1000	10.76%	10.18%	—	—	750	8.07%	7.64%	2457	0.24	600	6.45%	6.11%	100	60	6000	64.53%	61.10%
增城区	10646	9588(90.06%)	530	2	1060	11.06%	9.96%	815	1.23	1000	10.43%	9.39%	2640	0.14	360	3.75%	3.38%	130	46.15	6000	62.58%	56.36%
番禺区	11356	—	500	2.4	1200	—	10.57%	924	1.62	1500	13.21%	13.21%	3647	0.25	900	7.93%	7.93%	103	48.35	4980	43.85%	43.85%
天河区	10032	9282(92.52%)	200	2.5	500	5.39%	4.98%	944	1.06	1000	10.77%	9.97%	2647	0.23	600	6.46%	5.98%	100	60	6000	64.64%	59.81%
黄埔区（北）	10020	9498(94.79%)	601	2	1200	12.63%	11.98%	215	3.49	750	7.90%	7.49%	2440	0.24	600	6.32%	5.99%	101	59.41	6000	63.17%	59.88%
越秀区	9163	—	—	—	—	—	—	1400	1.92	2688	—	29.34%	880	0.75	660	—	7.20%	65	48	3120	—	34.05%
平均值	10527.1	9895.7(94.00%)	488	1.95	926	9.36%	8.97%	847.3	1.91	1524	15.40%	15.44%	2568.83	0.25	611.2	6.18%	6.10%	110.33	49.62	5760	58.21%	52.23%

所属区	专业服务工时（小时）	康复者服务工时及比例（括号内为占专业服务工时的比例）	康复者小组					社交康乐活动					社会功能及职业技能训练				
			指标（个/次）	单位工时（小时）	工时（小时）	占康复者服务工时的比重	占总的专业服务工时的比重	指标（个/次）	单位工时（小时）	工时（小时）	占康复者服务工时的比重	占总的专业服务工时的比重	指标（个/次）	单位工时（小时）	工时（小时）	占康复者服务工时的比重	占总的专业服务工时的比重
白云区	11692	11545（98.74%）	32	12	384	3.33%	3.28%	48	16	768	6.65%	6.57%	980	0.21	208	1.80%	1.78%
从化区	9850	9328（94.70%）	8	26.25	210	2.25%	2.13%	45	4.27	192	2.06%	1.95%	—	—	576	6.17%	5.85%
海珠区	10570	10048（95.06%）	6	30	180	1.79%	1.70%	24	8	192	1.91%	1.82%	780	0.74	576	5.73%	5.45%
花都区	10678	9718（91.01%）	6	30	180	1.85%	1.69%	26	8	208	2.14%	1.95%	608	0.79	480	4.94%	4.50%
黄埔区（南）	11497	10950（95.24%）	6	30	180	1.64%	1.57%	24	8	192	1.75%	1.67%	742	0.78	576	5.26%	5.01%
荔湾区	10466	9702（92.70%）	7	25.71	180	1.86%	1.72%	24	8	192	1.98%	1.83%	600	0.80	480	4.95%	4.59%
南沙区	9820	9298（94.68%）	6	30	180	1.94%	1.83%	24	8	192	2.06%	1.96%	740	0.78	576	6.19%	5.87%
增城区	10646	9588（90.06%）	6	30	180	1.88%	1.69%	26	8	208	2.17%	1.95%	600	0.80	480	5.01%	4.51%
番禺区	11356		—	—	—	—	—	12	7.68	96	—	0.85%	6486	0.31	2040	—	17.96%
天河区	10032	9282（92.52%）	6	36	216	2.33%	2.15%	25	7.68	192	2.07%	1.91%	1404	0.55	774	8.34%	7.72%
黄埔区（北）	10020	9498（94.79%）	6	30	180	1.90%	1.80%	24	8	192	2.02%	1.92%	4910	0.12	576	6.06%	5.75%
越秀区	9163		—	—	—	—	—	—	—	—	—	—	—	—	—	—	—
平均值	10527.1	9895.7（94.00%）	8.90	23.26	207	2.09%	1.97%	27.45	8.69	252.8	2.55%	2.25%	1785	0.37	530.2	5.36%	6.30%

（续表 5-15）

所属区	专业服务工时(小时)	家属服务工时 工时及占比(括号内为占专业服务工时的比例)	家庭小组 指标(个/次)	家庭小组 单位工时(小时)	家庭小组 工时(小时)	家庭小组 占家属服务工时的比重	家庭小组 占总的专业服务工时的比重	家属活动 指标(个/次)	家属活动 单位工时(小时)	家属活动 工时(小时)	家属活动 占家属服务工时的比重	家属活动 占总的专业服务工时的比重	社区居民服务工时 工时及占比(括号内占专业服务工时的比例)	大型社区宣传活动 指标(个/次)	大型社区宣传活动 单位工时(小时)	大型社区宣传活动 工时(小时)	大型社区宣传活动 占家属服务工时的比重	大型社区宣传活动 占总专业服务工时的比重	共融活动 指标(个/次)	共融活动 单位工时(小时)	共融活动 工时(小时)	共融活动 占家属服务时的比重	共融活动 占总专业服务工时的比重
白云区	11692	96(0.82%)	24	2	48	50.00%	0.41%	24	2	48	50.00%	0.41%	51(0.44%)	6	8	48	94.12%	0.41%	—	—	—	—	—
从化区	9850	372(3.78%)	7	25.71	180	48.39%	1.83%	25	7.68	192	51.61%	1.95%	150(1.52%)	3	50	150	100.00%	1.52%	—	—	—	—	—
海珠区	10570	372(3.52%)	6	30	180	48.39%	1.70%	12	2	24	6.45%	0.23%	150(1.42%)	3	50	150	100.00%	1.42%	—	—	—	—	—
花都区	10678	372(3.48%)	6	30	180	48.39%	1.69%	24	8	192	51.61%	1.80%	588(5.51%)	6	50	300	51.02%	2.81%	6	48	288	48.98%	2.70%
黄埔区(南)	11497	372(3.24%)	6	30	180	48.39%	1.57%	24	8	192	51.61%	1.67%	175(1.52%)	3	50	150	85.71%	1.30%	—	—	—	—	—
荔湾区	10466	372(3.55%)	6	30	180	48.39%	1.72%	24	8	192	51.61%	1.83%	392(3.75%)	6	33.33	200	51.02%	1.91%	5	38.40	192	48.98%	1.83%
南沙区	9820	372(3.79%)	6	30	180	48.39%	1.83%	24	8	192	51.61%	1.96%	150(1.53%)	3	50	150	100.00%	1.53%	—	—	—	—	—
增城区	10646	372(3.49%)	6	30	180	48.39%	1.69%	24	8	192	51.61%	1.80%	686(6.44%)	7	50	350	51.02%	3.29%	7	48	336	48.98%	3.16%
番禺区	11356	—	—	—	—	—	—	45	4.27	192	—	1.69%	—	8	50	400	—	—	—	—	—	—	—
天河区	10032	408(4.07%)	6	36	216	52.94%	2.15%	25	7.68	192	47.06%	1.91%	342(3.41%)	3	50	150	43.86%	1.50%	4	48	192	56.14%	1.91%
黄埔区(北)	10020	372(3.71%)	6	30	180	48.39%	1.80%	24	8	192	51.61%	1.92%	150(1.50%)	3	50	150	100.00%	1.50%	—	—	—	—	—
越秀区	9163	—	—	—	—	—	—	—	—	—	—	—	—	10	32	320	—	—	—	—	—	—	—
平均值	10527.1	348(3.31%)	7.90	21.57	170.4	48.97%	1.62%	25	6.55	160.8	46.21%	1.56%	283.40(2.69%)	5.41	38.74	179.8	63.44%	2.00%	5.50	45.82	252	50.20%	2.41%

85

四、特色服务项目

尽管精综的相关政策文件中并未要求精综开展特色服务，但仍有部分精综通过链接社会资源提供了较具特色的服务内容。有 8 间精综①在项目问卷中共填写了 11 项特色服务内容。其中，越秀区和海珠区各填写了 3 项特色服务内容，其余 5 间精综各填写了 1 项特色服务内容。

在所记录的 11 项特色服务中，有 6 项内容是针对精神病康复者的，2 项内容（占 18.18%）是针对精神病康复者家属的，而面向精神病康复者及其家属的有 3 项（占 27.27%）。

从项目的服务内容来分析各项目，可将这些特色服务分为以下三类：一是就业培训类。有 4 项，主要包括协助康复者就业、提供职业技能培训。二是支持网络构建类。有 5 项，其主要是通过表演、培训、讲座、交流会等形式帮助康复者及其家属增强其支持网络，包括朋辈支持、社区支持、信息资源支持等。三是兴趣发展类。有 2 项，主要是通过发展康复者的兴趣（如音乐、舞蹈）来增强康复者的自信心。

广州市精综特色服务具体项目名称、项目来源、项目时间与项目内容如表 5-16 所示。

表 5-16　广州市精综特色服务项目分类

服务内容类别	项目名称	精综名称	服务对象	起止时间	服务内容
就业培训类	园艺及烘焙培训项目	从化区精综	精神病康复者	2017 年 1 月至 8 月	1. 开展系列职业技能培训 2. 发展组员成自助团队 3. 参加活动展示能力成果
	手工销售训练	海珠区精综	精神病康复者	2017 年 5 月至今	1. 开展手工艺品制作及培训 2. 销售自制手工艺品

---

① 花都区、荔湾区、南沙区、黄埔区（南）未在项目问卷里填写此项。

（续表 5-16）

服务内容类别	项目名称	精综名称	服务对象	起止时间	服务内容
就业培训类	"种有艳阳添"精神病康复者园艺种植训练项目	越秀区精综	精神病康复者	2014年5月至12月	1. 开展园艺小组培训 2. 种植体验区改造
	"种"有蓝天康复者就业计划	增城区精综	精综服务中业的者持续就求复有需业者	—	为精神病康复者提供就业训练及体验锻炼平台，推荐合适的康复者就业，跟进就业适应，并持续为康复者提供两年的服务，减轻康复者家属的照顾压力，营造宽松的社区康复氛围
支持网络构建类	智能手机应用	海珠区精综	精神病康复者及其家属	2017年5月至10月	1. 开展系列智能手机培训 2. 拉近康复者及其家属与社会信息的距离 3. 重建原生朋辈支持网络
	中秋晚宴	白云区精综	精神病康复者家庭	2017年9月30日	1. 金沙街残障人士及青少年团队表演，营造全民参与公益的氛围 2. 邀请积极参与社会服务的精神病康复者家庭参与，感谢他们的付出

（续表 5－16）

服务内容类别	项目名称	精综名称	服务对象	起止时间	服务内容
支持网络构建类					3. 通过感召团体或个人认购围席，为社区困难居民送上节日的温暖 4. 开展中秋游园会、互动问答等，与170多名社区居民共度中秋
	家事会	黄埔区（北）精综	精神病康复者的家属	2016年1月至今	1. 家属交流会 2. 医疗资源交流 3. 照顾重点交流
	绿丝带关爱行动	番禺区精综	100名精神病康复者家属	2015年6月至11月	为康复者家属提供免费检查及开展精神康复讲座
	种"友"晴天——精神病康复者朋辈支援训练项目	越秀区精综	精神病康复者	2015年5月至12月	1. 开展系列园艺培训 2. 以义工身份探访其他残疾家庭 3. 义卖
兴趣发展类	精神病康复者爱心表演队项目	越秀区精综	精神病康复者及其家属	2017年4月至今	1. 建立四支队伍 2. 开展专业音乐/舞蹈培训 3. 进行社区演出
	器乐训练	海珠区精综	精神病康复者	2017年4月至12月	1. 开展系列音乐培训及小组 2. 协助康复者自主制定器乐队管理规范 3. 通过组织义演，提升康复者自信心及自我形象

五、小结

如前所述，广州市精综的服务情况有以下四个特点。

一是累积服务人数较高。自 2014 以来，12 间精综的总累积服务人数达到 3747 人，服务年更新率达到 23.15%。

二是服务工时比例符合要求。2016 年，广州市精综的平均服务工时数为 11895.09 小时，平均专业服务工时为 10482.50 小时，平均辅助性服务工时为 1522.55 小时，专业性服务工时与辅助性服务工时的比例为 6.81∶1，符合政策不少于 4∶1 的要求。

三是精综形成了以康复者服务为主的服务体系。在专业性服务工时中，广州市精综平均能提供 9895.7 小时的康复者服务，348 小时的家属服务，283.4 小时的社区居民服务，分别占总专业服务工时的 94.00%、3.31%、2.69%，康复者服务是精综最为主要的服务内容。而在康复者服务中，服务建档、入户探访、电话访谈、个案服务、康复者小组、社交康乐活动、社会功能及职业技能训练的平均工时分别为 950.91、1619、639.33、5475、207、238.55、667.45 小时，其占总专业服务工时的比例分别为 8.97%、15.44%、6.10%、52.23%、1.97%、2.25%、6.30%，个案服务（52.23%）是康复者服务中最为主要的服务内容。除此之外，精综还可以完成 170.4 小时的家属小组，163.64 小时的家属活动，209.83 小时的社区居民活动和 252 小时的共融活动，其占总专业服务工时的比例分别为 1.62%、1.56%、2.00%、2.41%。由此可见，广州市精综形成了以康复者个案服务为主的服务特点。

四是各精综发展出不同的特色服务。有 8 间精综已经建立了自己的特色服务项目，包括就业培训类、支持网络构建类、兴趣发展类等类型，共 11 项。

第六章　康复者情况

本章将根据康复者问卷数据，对广州市 11 间精综的 246 名康复者的基本情况进行分析，包括基本信息（户籍分布、性别、年龄、婚姻状况、受教育状况、工作状况、居住状况）、身体状况（精神状况、情绪调解方式）、社会支持状况（与家人的关系、与邻居的关系、能够获得帮助的数量、帮助来源）及服务反馈四大部分。

一、基本信息

（一）户籍分布

在本次调研中，共有 245 名康复者填写了户籍信息。其中，属于广州市本地户籍的共有 238 名，占 97.14%；14 人（占 2.86%）为非广州市户籍，其中，2 人（占总数的 0.82%）为非广东省户籍，5 人（占总数的 2.04%）为广东省内非广州市户籍。

若按户籍类型进行划分，在 245 名康复者中，有 184 名是城镇户籍，占 75.10%；61 名是农村户籍，占 24.90%。

（二）性别

在填写了性别数据的 244 名康复者中，男性康复者有 131 名，占 53.69%；女性康复者有 113 名，占 46.31%。男女性别比为 1.16 : 1。

（三）年龄

在填写了年龄数据的 235 名康复者中，其平均年龄约为 40.37 岁。其中，0~20 岁的有 9 人，占 3.83%；21~30 岁的有 50 人，占 21.28%；31~40 岁的有 65 人，占 27.66%；41~50 岁的有 62 人，占 26.38%；

50 岁以上的有 49 人，占 20.85%。如图 6 - 1 所示。

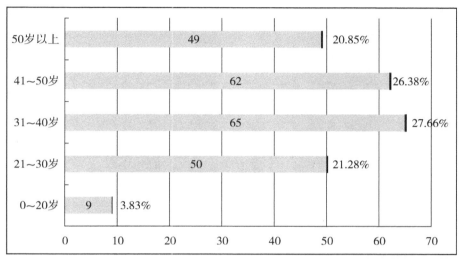

图 6-1　广州市精综康复者年龄分布情况（单位：人）

（四）婚姻状况

在填写了婚姻状况的 245 名康复者中：未婚的占大多数，共 160 人，占 65.31%；已婚的有 67 人，占 27.35%；离婚的有 16 人，占 6.53%；丧偶的有 2 人，占 0.82%。

（五）受教育状况

在本次调研中，共有 241 名康复者填写了个人的受教育状况（如图 6-2 所示）。其中，从未上学的有 11 人，占 4.56%；接受过小学教育的共 53 人，占 21.99%；接受过初中教育的康复者所占比例最高，为 33.20%，共 80 人；能够进入高中（包括职中）教育阶段的康复者有 76 人，占 31.54%；能够进入高等教育阶段的康复者数量，尤其是大学本科及以上的康复者数量比例更小，只有 8.71%，共 21 人。

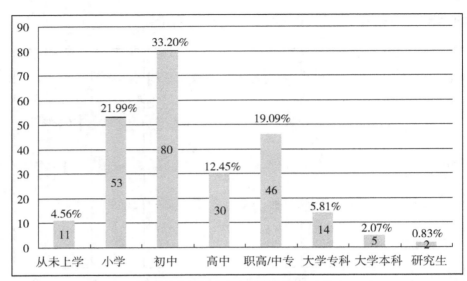

图6-2 广州市精综康复者受教育状况（单位：人）

（六）工作状况

在本次调研中，共有185名康复者填写了工作状况。其中，目前处于失业状态的有129人，占69.73%；退休的有28人，占15.14%；有工作的只有23人，占12.43%；尚在求学的有5人，占2.70%。如图6-3所示。

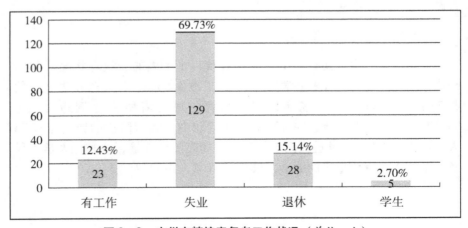

图6-3 广州市精综康复者工作状况（单位：人）

在没有找到工作的 129 名康复者中，原因是多重的，基于身体原因，完全丧失或部分丧失劳动能力而失业的所占比例最高，占 65.12%，共 84 人；其次是因自身缺乏技能，无法找到工作，占 40.31%，共 52 人；有 33 人表示无法找到满意的工作，占 25.58%；有 27 人表示感受到了就业单位的歧视，占 20.93%；有 14 人表示由于缺乏了解就业信息的途径而陷入失业的境地，占 10.85%；有 12 人表示是由于自己不想找工作，占 9.30%。如图 6－4 所示。

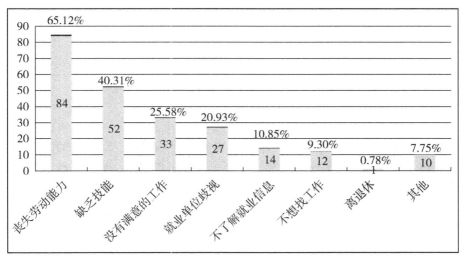

图6－4　失业的康复者没有找到工作的原因（单位：人）

（七）居住状况

在填写了居住状况的 245 名康复者中：67.35% 的康复者（165 人）与父母居住；15.51% 的康复者（38 人）与配偶居住；6.53% 的康复者（16 人）与子女居住；还有 2.86% 的康复者（7 人）独自居住；其他占 7.76%（19 人）。如图 6－5 所示。

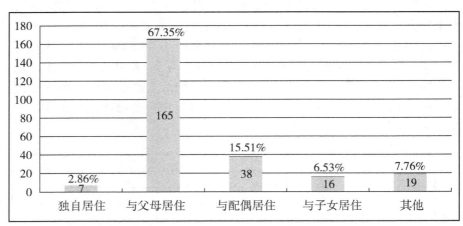

图6-5 广州市精综康复者居住状况（单位：人）

与此相对应，在填写了照顾状况的244名康复者中，67.62%的康复者主要由父母照顾；19.26%的康复者主要由配偶照顾；5.74%的康复者主要由子女照顾；3.69%的康复者主要由兄弟姐妹照顾；3.28%的康复者目前尚无人照顾；0.41%的康复者由朋友照顾。如图6-6所示。

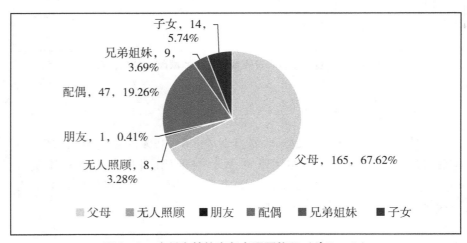

图6-6 广州市精综康复者照顾状况（单位：人）

二、身体状况

（一）精神状况

在填写了精神状况的 244 名康复者中，被诊断为精神分裂症的康复者最多，共有 185 名（75.82%）；另外，18 名（占 7.38%）的康复者被诊断为情感障碍症；14 名（占 5.74%）的康复者被诊断为抑郁症。

在本次调研中，还有 242 名康复者填写了持证情况，有 233 名康复者持有残疾人证（占 96.28%）。其中，94 人被评定为一级残疾，占总数的 38.84%；92 人被评定为二级残疾，占 38.02%；33 人被评定为三级残疾，占 13.64%；14 人被评定为四级残疾，占 5.79%。除此之外，有 9 名康复者（占 3.72%）没有持有残疾人证。如图 6 - 7 所示。

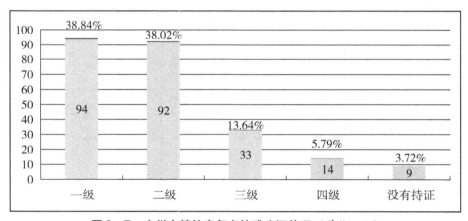

图6-7　广州市精综康复者持残疾证状况（单位：人）

而在填写了病情稳定情况的 244 名康复者中，有 200 名康复者觉得自己目前的情况是稳定的。其中，觉得很稳定的有 88 人，占 36.07%；觉得较为稳定的有 112 人，占 45.90%。另外，认为目前情况不太稳定的有 40 人，占 16.39%；认为自己目前的情况极不稳定的有 4 人，占 1.64%。

（二）情绪调解方式

当被问及最近的消极情绪体验时，在填写了该问题的 243 名康复者中，有 38.27%（93 名）体验到了焦虑紧张、抑郁消沉、烦躁无聊、担忧、自卑等情绪。这些消极情绪体验给 45.27%（110 名）的康复者的日常生活带来了轻微的困扰，给 16.46%（40 名）的康复者带来强烈的困扰。

在本次调研中，246 名康复者均填写了情绪调解方式。当有情绪困扰时，46.34% 的康复者（114 人）会采取顺其自然的方式；45.12% 的康复者（111 人）会主动向家人倾诉来进行调节；23.98% 的康复者（59 人）会选择寻求社工帮忙；13.01% 的康复者（32 人）会向朋友倾诉，以排解消极情绪；12.60% 的康复者（31 人）会选择寻求医护人员帮忙。如图 6－8 所示。

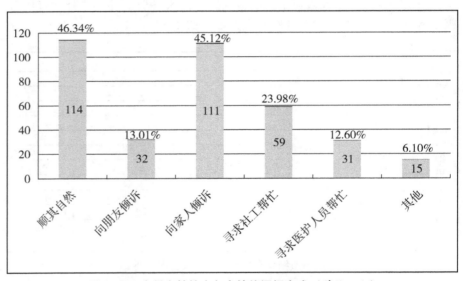

图 6－8　广州市精综康复者情绪调解方式（单位：人）

三、社会支持状况

（一）与家人的关系

图 6－9 显示了康复者能够从家庭成员处得到的支持和帮助的情况。

总的来说，父母对康复者的支持和帮助最大，全力支持的比例最高，占反馈了父母支持情况的 241 名康复者的 63.90%（154 名）；其次，在 234 名反馈了兄弟姐妹支持状况的康复者中，亦有 34.19%（80 名）表示曾获得他们的全力支持。与此同时，在 235 名反馈了恋人支持状况的康复者中，有 52 名（占 22.13%）感受到来自恋人的全力支持。除此以外，在 220 名反馈了其他家庭成员支持状况的康复者中，仅有 60 名感受到其他家庭成员的一定支持（27.27%）。

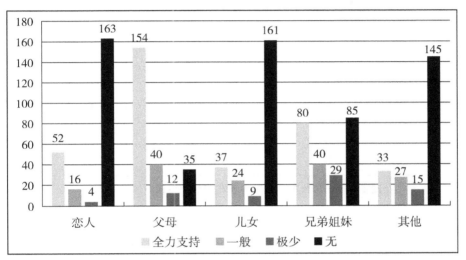

图 6-9 广州市精综康复者从家庭成员处得到的支持和帮助程度比较（单位：人）

（二）与邻居的关系

在本次调研中，246 名康复者均填写了其与邻居的关系。52.44% 的康复者（129 人）表示与邻居之间只是点头之交，彼此之间从不关心；16.26% 的康复者（40 人）表示当自己遇到困难时，邻居可能会稍微关心一下；17.89% 的康复者（44 人）表示会有些邻居关心自己；13.41% 的康复者（33 人）表示大多数邻居会很关心自己。如图 6-10 所示。

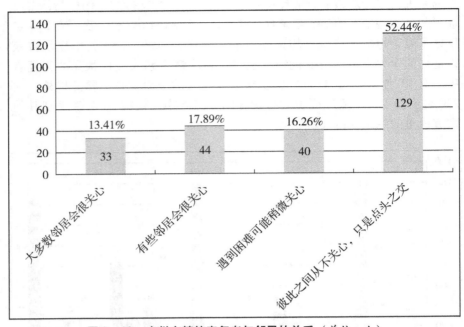

图6-10 广州市精综康复者与邻居的关系（单位：人）

（三）能够获得帮助的数量

当被问及"有多少个关系密切，可以从其身上获得支持和帮助的人"时，在填写了该题目的246名康复者中，有78人（31.71%）表示"没有关系密切且能够从其身上获得支持和帮助的人"；110人（44.72%）表示有1～2个；31人（12.60%）表示有3～5个；27人（10.98%）表示有6个或以上。

（四）帮助来源

当被问及"紧急情况下的帮助来源"问题时，可以发现，在遇到紧急情况时，在填写了该题目的246名康复者中，有21名（8.54%）康复者表示没有任何来源可以得到经济支持和解决实际问题的帮助；225名康复者表示可以获得支持和帮助（占91.46%）。其中，家人或亲属是首要的支持和帮助来源，占总数的89.84%，共221人；其次是从社会组织中获取帮助，占总数的 35.37%，共 87 人；从朋友或同事处获取帮助的有 47 人，占 19.11%；从政府/群团组织中获取帮助的有 16 人，占 6.50%；从工作单位中获得帮助的有 15 人，占 6.10%；从其他地方获取帮助的有 16 人，占 6.50%。如图 6 - 11 所示。

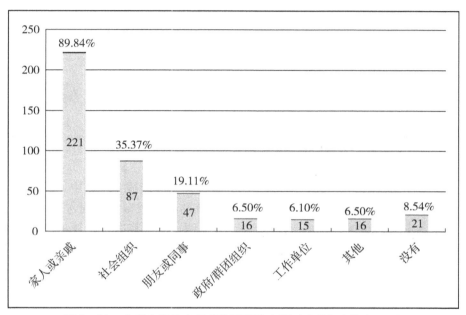

图 6 - 11 广州市精综康复者获取帮助来源（多选）（单位：人）

四、服务反馈

在本次调研中，有 242 名康复者填写了其接受服务的频率。从问卷的填答情况来看，52.07% 的康复者（126 人）平均每月接受 1 次精综的服务；30.17% 的康复者（73 人）平均每周有 1～2 天接受精综的服务；9.50% 的康复者（23 人）较为经常到精综活动，平均每周 3～4 天；有 3.31% 的康复者（8 人）每天都到精综活动，有 4.96% 的康复者（12 人）每月接受服务的次数少于 1 次。如图 6 - 12 所示。

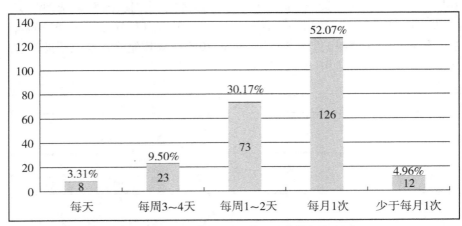

图6-12 广州市精综康复者接受精综服务的频率（单位：人）

另外，有245名康复者填写了其在精综接受过的服务。其中，探访服务、文娱康乐、心理辅导是康复者参与较多的服务类型，分别占71.43%（175人）、59.59%（146人）、43.67%（107人）；其次，康复者也会参与健康讲座（32.24%）、兴趣课程（29.39%）、技能训练（26.12%）等类型的服务。如图6-13所示。

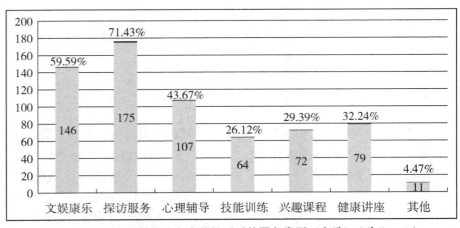

图6-13 广州市精综康复者曾接受过的服务类型（多选）（单位：人）

当被问及对最近一次服务的评价时，在填写了该题目的 246 名康复者中，有 102 人表示有很大帮助，占 42.32%；120 人表示有一些帮助，占 49.79%。只有 4.98% 的康复者（12 人）表示帮助不大，2.90% 的康复者（7 人）表示没有任何帮助（如图 6-14 所示）。与此同时，有 230 名康复者（占填答的 243 名康复者的 94.65%）表示愿意继续接受精综的服务。

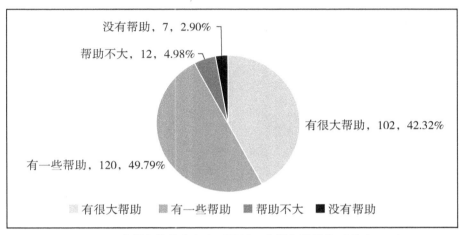

图 6-14　广州市精综康复者对最近一次服务的评价（单位：人）

五、小结

通过上面的分析，我们可以大致看出广州市精综精神病康复者的基本状况，现总结如下：

一是基本信息方面。康复者以广州市本地户籍为主（97.14%），男女比例为 1.16∶1，平均年龄约为 40.37 岁，未婚的占 65.31%，高中（包括职中）及以下学历的占 91.29%。康复者中有 69.73% 处于失业状态，有 67.35% 与父母一起居住，有 67.62% 由父母照顾。

二是身体状况方面。被诊断为精神分裂症的康复者占大多数，共有 185 名（75.82%）。持一级残疾证和二级残疾证的康复者数量最多，共占 76.86%。当有情绪困扰时，"顺其自然"（46.34%）、"向家人倾诉"（45.12%）是康复者常用的两种调节方式。

　　三是社会支持方面。父母仍然是康复者获取支持和帮助的最重要来源（63.90%）；康复者在邻居等方面获得的帮助较少。

　　四是服务反馈方面。95.04%的康复者能够每月至少接受 1 次精综的服务。目前，探访服务、文娱康乐、心理辅导是康复者参与较多的服务类型。在遇到紧急情况时，35.37%的康复者会选择从精综等社会组织中获取帮助。另外，有 92.11%的康复者认为精综的服务对自身有帮助，94.65%的康复者表示愿意接受精综的服务。

第七章　照顾者情况

本章将根据照顾者问卷数据，对广州市 11 间精综 256 名照顾者的基本情况进行分析，包括基本信息（性别、年龄、工作状况、经济状况）、照顾情况（居住状况、支持状况）及服务反馈（有关服务接受状况、精综服务反馈、需求反馈）三大部分。

一、基本信息

（一）性别

在填写了性别的 254 名照顾者中，女性照顾者居多，共有 168 名，占 66.14%；男性照顾者有 86 名，占 33.86%。

（二）年龄

在填写了年龄数据的 246 名照顾者中，其平均年龄约为 59 岁。其中，21～30 岁的有 4 人，占 1.63%；31～40 岁的有 12 人，占 4.88%；41～50 岁的有 46 人，占 18.70%；51～60 岁的有 66 人，占 26.83%；61～70 岁最多，有 69 人，占 28.05%；71～80 岁的有 40 人，占 16.26%；80 岁以上的只有 9 人，占 3.66%。如图 7-1 所示。

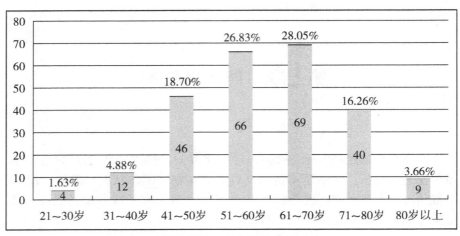

图7-1　广州市精综照顾者年龄分布（单位：人）

（三）工作状况

在本次调研中，有237名照顾者填写了工作状况。其中，有126名照顾者目前处于退休状态，占53.16%；有44名照顾者处于失业状态，占18.57%；有62名照顾者有工作，占26.16%。除此以外，有5名照顾者处于不稳定的就业状态，占2.11%。

在有工作的62名服务照顾者中，接近半数是临时工，共有32人，占51.61%；其次是钟点工，共有19人，占30.65%；正式工最少，只有7人，占11.29%。

（四）经济状况

在本次调研中，有245名照顾者填写了家庭经济状况。在本次调查的照顾者中，其家庭每月人均收入为2789.5元，远低于调研之时广州市社会平均工资7210元[①]。其中，家庭每月人均收入低于广州市最低生活保障标准（840元）的有32名，占13.06%；高于广州市最低生活保障标准（840元），但低于广州市最低工资标准（1895元）有41名，占16.73%；高于最低工资标准（1895元），但低于2500元的有54名，占22.04%；

---

① 廖靖文：《2017～2018年广东地区薪酬调查报告发布 广州平均月薪7210元》，大洋网，http://news.dayoo.com/guangdong/201711/15/139996_51936180.htm，2017-11-15。

在 2500～3500 元的有 47 名，占 19.18%；在 3500～4500 元的有 45 名，占 18.37%；高于 4500 元，但低于调研之时广州市社会平均工资（7210元）的有 20 名，占 8.16%；高于调研之时广州市社会平均工资（7210元）的仅有 6 名，占 2.45%。如图 7-2 所示。

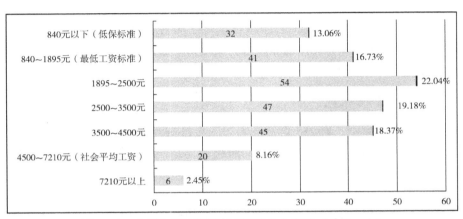

图7-2　广州市精综照顾者家庭月收入状况（单位：人）

另外，有 243 名照顾者填写了家庭收入来源（如图 7-3 所示）。主要依靠低保和救助金维持基本生活的占 18.93%，共有 46 人；其次是通过从事劳动获取工作收入的占 30.45%，共 74 人；通过家庭、朋友、亲戚等个人网络资源获取收入的占 10.29%，共 25 人；通过社区组织、慈善机构获取经济帮助的占 0.41%，仅有 1 人；通过其他途径（包括退休金、村分红等）获得收入的占 39.92%，共 97 人。

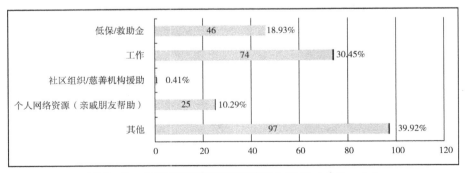

图7-3　广州市精综照顾者家庭收入来源（单位：人）

二、照顾情况

（一）居住状况

在本次调查中，有 255 名照顾者填写了居住情况。问卷填答数据显示，92.94%（共 237 人）的照顾者与康复者一起居住，只有 18 人没有和康复者住在一起，占 7.06%。

（二）支持状况

在本次调查中，有 255 名照顾者表示在目前的照顾工作中面临着多方面的困难和压力。其中，70.98% 的照顾者（181 人）表示会"陷入经济困境"，经济压力最为普遍；63.14% 的照顾者（161 人）则承受着一定的心理压力；47.06% 的照顾者（120 人）觉得自身缺乏照顾方法和技巧，不能给康复者提供更好的照顾；39.61% 的照顾者（101 人）也很担心康复者的成长和未来的发展；33.73% 的照顾者（86 人）表示社会舆论也给他们带来了很大的压力。如图 7－4 所示。

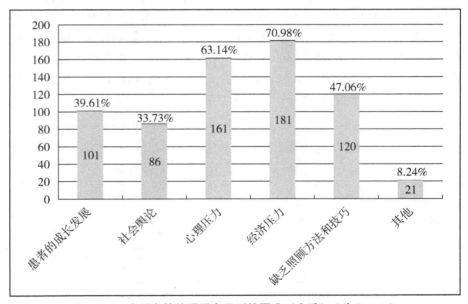

图 7－4　广州市精综照顾者遇到的困难（多选）（单位：人）

三、服务反馈

（一）有关服务接受状况

当被问及"是否有接受过社会组织的有关服务"[①] 时，在填写了该题目的 236 名照顾者中，有 167 名表示有接受过相关服务，占 70.76%。其中，有 90 人参加过相关讲座，占比最高，达 38.14%；有 71 人参加过心理辅导，占 30.08%；有 57 人加入了家庭互助组织，占 24.15%；有 34 人获取过一些关于身体健康或情绪管理的资料，占 14.41%。但与此同时，亦有 69 名照顾者表示没有接受过社会组织的有关服务，占 29.24%。如图 7-5 所示。

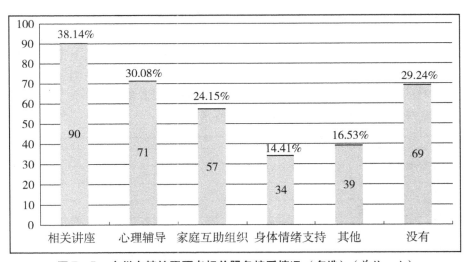

图 7-5　广州市精综照顾者相关服务接受情况（多选）（单位：人）

（二）精综服务反馈

如果聚焦到所参与的精综服务来看，在填写了该题目的 250 名照顾者

---

① 此处所指的"社会组织的有关服务"包括除精综外的其他社会组织提供的相关服务。

中，有30名表示自身曾经接受过精综的服务，占12.00%，有220名照顾者表示没有接受过精综的服务。

当被问及精综的服务是否对康复者有帮助时，在填写了该题目的255名照顾者中，有92.16%（235人）的表示有帮助。其中，123人表示有很大帮助，占48.24%；112人表示有一些帮助，占43.92%。只有6.27%的照顾者（16人）表示帮助不大。另外，有3人表示没有任何帮助。可见，虽然照顾者接受精综的服务较少，但是对于其提供给康复者的服务普遍来说还是满意的，也能够让照顾者看到成效。

（三）需求反馈

照顾者的需求主要集中在经济、心理健康、身体健康、患者照顾及照顾关系等方面。在反馈了需求的255名照顾者中，急需在经济方面得到帮助的有180人，占70.59%；希望在心理健康和身体健康上得到更多帮助的分别占50.20%（128人）、48.63%（124人）；希望在患者照顾或教育方面得到更多指导的有120人，占47.06%；希望在照顾关系上得到改善的有100人，占39.22%；与此同时，照顾者也存在社会融入（29.41%）、就业（25.49%）、人际交往（22.35%）、个人成长（15.69%）等方面的需求。如图7-6所示。

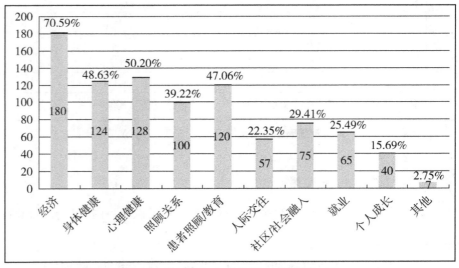

图7-6　广州市精综照顾者需求状况（多选）（单位：人）

四、小结

从上文可以看出照顾者的基本状况，现总结如下：

一是基本信息方面。照顾者以女性居多，共有 168 名，占 66.14%；年龄以 50 岁以上为主（74.80%），平均年龄约为 59 岁，超过半数（53.16%）的照顾者处于退休状态中。而在有工作的照顾者中，有 82.26% 从事的是临时工和钟点工。照顾者的家庭每月人均收入为 2789.5 元，远低于调研当时广州市社会平均工资（7210 元），71.02% 的照顾者家庭收入低于 3500 元。

二是照顾情况方面。有 237 人（92.94%）与康复者居住在一起，照顾者普遍承受着经济压力（70.98%）、心理压力（63.14%）及其他相关照顾压力。

三是服务反馈方面。仅有 12.00% 的照顾者曾经接受过精综的服务，但他们对精综提供给康复者的服务满意度较高，有 92.16% 的照顾者认为精综的服务对康复者有帮助。与此同时，照顾者希望在经济（70.59%）、心理健康（50.20%）、身体健康（48.63%）、患者照顾（47.06%）及照顾关系（39.22%）等方面得到帮助。

第八章　项目发展及经验

一、项目发展成果

前文已经从项目总体情况、从业人员情况、服务情况、康复者及照顾者情况等不同方面叙述了广州市精综项目的发展状况，本章将对前文内容进行总结。通过总结，我们可以发现，目前广州市精综项目已经达成"实现了社区精神康复服务的基本覆盖、建立起健全完善的专业人才队伍、发展出兼具产出与成效的专业服务"的项目发展成果。

（一）实现了社区精神康复服务的基本覆盖

经过2013—2017年4年的发展，广州市残联已经逐步在全市11个区建立了精综项目，在服务地域、服务场地及服务人数上实现了对广州市各区精神病康复者及其家属的全方面覆盖。

一是服务地域具有覆盖性。目前共有9个社会服务组织承接了广州市共11间精综的服务，分别位于广州市的10个市辖区，包括从化区、花都区、海珠区、白云区、荔湾区、越秀区、番禺区、南沙区、黄埔区（2个）、增城区。承接精综的社会服务组织不但在精神健康领域或残障领域有一定的服务经验，而且在社会组织等级评估中表现良好。经过两个服务周期的发展（2013—2016年和2017年至调研之时），共有6个区的精综由同一机构持续服务3年以上。由此可见，各区基本上保障了精综服务的持续性，能够持续地为康复者提供社区精神康复服务。

二是服务场地具有延伸性。所有精综在各区残联的支持下配置了固定的服务和办公场地（共11个），并能够以该服务点为核心，进一步辐射行政区内各个社区的服务对象。与此同时，有5间精综还通过链接街道家综、社区精神康复服务点或依托机构资源拓展其他场地，拓展了共计42个服务点和外展场地。

三是服务人数具有更新性。经过4年的发展，广州市精综项目已累计服务不少于3747人，且服务对象有23.15%的年更新率。精综以"人

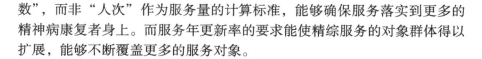

数"，而非"人次"作为服务量的计算标准，能够确保服务落实到更多的精神病康复者身上。而服务年更新率的要求能使精综服务的对象群体得以扩展，能够不断覆盖更多的服务对象。

（二）建立起健全完善的专业人才队伍

经过4年的发展，广州市精综项目已经初步建立起一支健全完善的专业人才队伍，为精综服务的不断深入和发展提供了有力的保障。这支专业人才队伍以女性为主（占76.19%），平均年龄为29.28岁，其主要特征如下：

一是形成了跨专业合作服务团队。在这支精综人才队伍中，既有社会工作者（占75.29%），也有心理咨询师（7.06%）、精神科护士（4.71%）以及其他行政或财务人员（12.94%）。跨专业协作为精综的服务提供了更加多元的介入面向，能够更加全面地满足服务对象的需求。

二是具备了一定的专业服务能力。首先，从受教育程度上看，在社会工作者中，具有本科及以上文化程度的工作人员占75.59%，其综合素质有一定的保障。其次，从专业能力上看，在社会工作者中，有34.38%的人毕业于社会工作专业，同时有78.12%的人持有助理社工师或以上的专业资格证书，其专业能力有一定的保证。由此可见，经过4年的发展，精综已经发展出一支具备综合素质和专业素养的人才队伍。

三是积累了较为丰富的服务经验。精综社会工作者的平均从业年限为3.65年，从业人员在精综工作的平均时长占机构承接项目时长的比例为67.73%。由此可见，精综项目已经发展出一批愿意留守且积累了丰富从业经验的工作人员。

（三）发展出兼具产出与成效的专业服务

经过4年的发展，广州市精综项目不但能够完成显著的服务产出，而且还能达到较为理想的服务成效。下面将分别以数据与案例来呈现广州市精综项目的服务产出与服务成效情况，彰显精综项目的服务专业性。

1. 服务产出情况

一是服务产出较高。按6.36个①直接提供社会服务的全职人员，每

---

① 精综直接提供社会服务的全职人员包括社会工作者（64名）及心理咨询师（6名），一共70名，11间精综平均每间精综6.36名。

年工作 245 天①，每天工作 8 小时计算，精综每年可提供的最高服务工时为 12465.60 小时②。以 2016 年的服务数据为例，平均每间精综每年可以完成 11895.09③ 小时的服务（专业服务 10482.50 小时④，辅助服务 1522.55⑤ 小时），占理论上最高服务工时的 95.42%。

在专业服务中的康复者服务方面，平均每间精综可以完成建档 488 个（共 950.91 工时）、入户探访 847.30 人次（共 1619 工时）、电话访谈 2568.83 人次（共 639.33 工时）、专业个案 110.33 个（共 5475 工时）、康复者小组 8.90 个（共 207 工时）、社交康乐活动 27.45 个（共 238.55 工时）、社会功能及职业技能训练 1785 人次（共 667.45 小时），共 9895.70 工时；在家属服务方面，可以完成家属小组 7.90 个（共 170.40 工时）、家属活动 25 个（共 163.64 小时），共 348 工时；在社区居民服务方面，可以完成大型社区宣传活动 5.42 个（共 209.83 工时）、共融活动 5.50 个（共 252 工时），共 283.40 工时。

按平均每间精综 6.36 个社工计算，每位精综社工每年可以在康复者服务方面完成建档 76.73 个（共 149.51 工时）、入户探访 133.22 人次（共 254.56 工时）、电话访谈 403.90 人次（共 100.52 工时）、专业个案 17.35 个（共 860.85 工时）、康复者小组 1.40 个（共 32.55 工时）、社交康乐活动 4.32 个（共 37.51 工时）、社会功能及职业技能训练 280.66 人次（共 104.94 小时），共 1555.93 工时；在家属服务方面，可以完成家属小组 1.24 个（共 26.79 工时）、家属活动 3.93 个（共 25.73 小时），共 54.72 工时；在社区居民服务方面，可以完成大型社区宣传活动 0.85 个（共 32.99 工时）、共融活动 0.86 个（共 39.62 工时），共 44.56 工时。

二是服务形式多样。除了入户探访、电话探访、个案服务、社会功能及职业技能训练等针对康复者的服务外，各精综会选择开展康复者小组、家属小组、社交康乐活动、家属活动和大型社区活动五项集体性服务活动，并开展就业培训类、支持网络构建类、兴趣发展类三类特色服务项

---

① 一年的工作日总数：365 天 −104 天（休息日）−11 天（法定节假日）−5 天（年假）= 245 天。

② 最高服务工时：245 天 ×8 小时 ×6.36 人 = 12465.6 小时。

③ 该数据为 11 间精综总服务工时的平均值，白云区未提供此项数据，未纳入统计。

④ 该数据为 12 间精综专业服务工时的平均值。

⑤ 该数据为 11 间精综辅助性服务工时的平均值，白云区未提供此项数据，未纳入统计。

目。如图 8 - 1 所示。

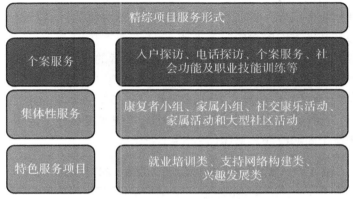

图 8 - 1　广州市精综项目服务形式

在形式多样的服务内容中，广州市精综以康复者个案服务为服务重点，康复者服务工时占总专业服务工时的比例为 94.00%，而个案服务工时占康复者服务工时、总专业服务工时的比例分别为 58.21%、52.23%。各精综在个案服务中投入了更多的时间与精力，这也形成了精综服务的一大特色。

三是服务资源丰富。2014—2017 年，各精综共从其他组织和单位中接收了 219 名服务对象，同时转介出了 25 名服务对象至其他服务机构。与此同时，各区精综链接了包括物资类、知识培训类、社区活动类等 28 项相关资源，并与企业公司、其他社会组织或项目、爱心人士建立了合作关系。

2. 服务成效情况

与此同时，广州市精综也逐步发展出完善的服务介入流程。在针对精神病康复者开展个案服务时，广州市精综能够运用专业的社会工作方法发现个案的需求，并针对性地开展介入，从而达成服务的成效。

据统计，有 95.04% 的康复者能够每月至少接受 1 次精综的服务。与此同时，有 92.11% 的康复者和 92.16% 的照顾者认为精综的服务对康复者有帮助，可见，精综的服务已经获得了康复者和照顾者的认同。

下面将以荔湾区精综为例，呈现广州市精综项目所形成的较为成熟的服务模式及取得的成效。荔湾区精综根据精神病康复者的社会功能状况将其分为五种不同的等级，级别越高，代表社会功能状况越差。社工遵循"接触个案—预估需求（评估社会功能状况等级）—制定介入策略—开展介入—评估服务成效"的工作流程，根据服务对象的社会功能状况的不同情况为其开展不同层面的服务支持。

经过社工介入后，不同等级的精神病康复者的社会功能状况都得到了一定程度的改善。在荔湾区精综3年以来服务的182个康复者中，有47.25%的个案的社会功能状况得到稳定，46.15%的个案的社会功能状况得到改善，合计约有93.41%的个案的社会功能状况在社工的服务介入后产生了积极正向的改变，具体如表8-1所示。

表8-1 荔湾区精综个案服务介入成效（2014—2016年）

分级	总人数	社会功能稳定	社会功能改善	合计
一级	6	3（50.00%）	3（50.00%）	6（100.00%）
二级	38	20（52.63%）	15（39.47%）	35（92.11%）
三级	96	41（42.71%）	47（48.96%）	88（91.67%）
四级	41	21（51.22%）	19（46.34%）	40（97.56%）
五级	1	1	0	1（100.00%）
汇总	182	86（47.25%）	84（46.15%）	170（93.41%）

二、项目经验

广州市精综项目通过政府购买服务的模式，经过4年的发展，基本达成"实现了社区精神康复服务的基本覆盖、建立起健全完善的专业人才队伍、发展出兼具产出与成效的专业服务"的项目发展成果。而广州市精综项目之所以能够取得这样的发展成果，与广州市残联在政府购买服务过程中推动建立的运作机制有密切的关系。下面将重点介绍广州市残联在项目定位及指引、项目规模及配套、项目监管体系、服务质量管理及专业能力建设等方面所建立的机制和采取的措施。

（一）项目定位及指引——提供了宏观政策文件

在广州市精综项目发展前期，广州市残联便为其发展提供了宏观政策方面的指引。由广州市残联牵头，广州市民政局、广州市财政局联合发布的穗残联〔2013〕201号文，作为构建残疾人康复服务和保障体系的重要内容，对精综项目的工作目标、建设要求、工作措施、经费保障、组织领导保障等内容做出了详细的规定。[①]

在2016年，广州市残联总结精综项目第一周期所存在的问题，与广州市民政局、广州市财政局联合发布了穗残联〔2016〕96号文，对承办服务机构的确定、业务督导和服务质量监察机制、服务工时指引、服务经费的支付比例和结算方式、承办机构失信惩戒和退出机制等内容做出了补充规定。[②]

这两份重要的政策文件包括以下五个要点（详见表8-2）。

1. 工作目标

在工作目标方面，穗残联〔2013〕201号文对项目的建设目的、服务对象及服务内容、运作模式做出了规定，明确了精综是以"政府出资购买、社会组织承办、全程跟踪评估"为运作模式，为符合条件的精神病康复者群体提供社区精神康复服务的服务单位。市残联及各区残联均遵循这一工作目标要求建设精综。

2. 建设要求

在建设要求方面，穗残联〔2013〕201号文对项目的时间要求、人员配置要求做出了规定，明确了精综需要逐步实现在广州市内各行政区的全覆盖，并要求要由专业的承办机构和专业人员负责精综的建设与服务，每间精综不少于8人，其中，2/3以上需为社会服务领域相关专业人员，1/2以上需为社会工作专业人员。

根据政策文件提出的建设要求，市残联已在广州市11个区建立了精综。在各精综中，有82.35%为社会服务领域相关专业人员，75.29%为社会工作专业人员。

3. 工作措施

在工作措施方面，穗残联〔2013〕201号文对项目的选址确认、场地落实、机构确定、合同签订、服务质量监察机制建立等内容做出了规定，

---

① 广州市残联：《广州市社区精神康复综合服务中心建设方案》，2013。

② 广州市残联：《关于实施〈广州市社区精神康复综合服务中心建设方案〉的补充通知》，2016。

并明确了各区残联需负责确认中心选址、落实中心场地，而市残联则需要通过公开招标的方式确定服务机构，签订市残联、区残联、服务机构三方合约，并负责建立服务质量监察机制。

穗残联〔2016〕96 号文则对机构确定、服务质量监察机制建立等内容进行了修改，明确由各区残联制定精综承接机构的准入标准和服务标准，并由各区残联承担本区精综的业务督导和服务质量监察职能，市残联则制定评估办法，规范服务质量工作，实现了工作措施由市向区的下放转移。与此同时，该文还对服务工时指引进行了规定。

根据政策文件中的工作措施要求，各区残联为精综落实了服务场地，并确认了承接机构的准入标准，包括具备《政府采购法》第二十二条规定的条件①（全部区），无违法犯罪，承诺公平竞争（全部区），不接受联合体投标（全部区），规定不得投标的情形②（8 个区③），要求组织要有精神康复服务经验（5 个区④），再次重点强调信用⑤（3 个区⑥）等。与此同时，各区残联在服务工时指引和市残联服务评估办法（即穗残联〔2016〕88 号文）的指导下，主导了本区精综的服务质量监察工作。

4. 经费保障

在经费保障方面，穗残联〔2013〕201 号文对购买服务经费及场地、设施、督导、评估等经费内容做出了规定，明确了精综的服务经费来源于基本运营经费（100 人，400 元/月，共 48 万元）与绩效运营经费（100 人，400 元/月，共 48 万元），由人员开支、专业支持、专业服务和活动

---

① 即规定：供应商参加政府采购活动应当具备下列条件：（一）具有独立承担民事责任的能力；（二）具有良好的商业信誉和健全的财务会计制度；（三）具有履行合同所必需的设备和专业技术能力；（四）有依法缴纳税收和社会保障资金的良好记录；（五）参加政府采购活动前三年内，在经营活动中没有重大违法记录；（六）法律、行政法规规定的其他条件。

② 即规定：不同的投标人之间有下列情形之一的，不接受作为参与同一项目竞争的投标人：A. 彼此存在投资与被投资关系的；B. 彼此的经营者、董事会（或同类管理机构）成员属于直系亲属或配偶关系的；C. 法定代表人或单位负责人为同一人或者存在控股、管理关系的不同单位；D. 为采购项目提供整体设计、规范编制或者项目管理、监理、检测等服务的供应商。

③ 除番禺区、黄埔区（南）外。

④ 增城区、越秀区、南沙区、花都区、从化区。

⑤ 即规定：在"信用中国"网站（www. creditchina. gov. cn）、中国政府采购网（www. ccgp. gov. cn）没有被列入失信被执行人、重大税收违法案件当事人名单、政府采购严重违法失信行为记录名单及其他不符合规定条件的供应商。

⑥ 越秀区、黄埔区、白云区。

费用、日常办公费用、其他杂费组成。而穗残联〔2016〕96号文则对服务经费的支出比例和清算方式进行规定，规定服务经费每年分三次支付，且需以服务工时完成度为标准进行经费结算，未达工时要求的部分需要进行经费扣减。

根据政策文件中关于经费保障的要求，各精综的经费拨付均遵循规定，当前的运营经费为96万/年，即基本运营经费和绩效运营经费的总和，用于服务200名服务对象。

5. 组织领导保障

在组织领导保障方面，政策文件对各组织合作单位的职责做出了规定，明确了精综的发展需要残联、民政局、财政局等多部门的合作与协作。市残联、市民政局、市财政局均遵循规定为精综发展提供了支持。

表8-2 广州市精综项目的重要政策指引

维度	项目	穗残联〔2013〕201号文具体内容	穗残联〔2016〕96号文具体内容	文件对比情况	实际对照情况
工作目标	建设目的	对精综的工作目标进行定位：为社区内有精神康复需要的对象提供社区康复训练、心理疏导、事前预防、危机介入、实时支援、个案跟进服务，建立社区精神康复服务网络，填补社区精神康复服务的空白，对接现有的精神疾病疾控体系，增加社区精神康复服务资源	—	均按照穗残联〔2013〕201号文规定要求，穗残联〔2016〕96号文并未对工作目标进行规定	市残联及各区残联均遵循这一工作目标要求建设精综

（续表 8 - 2）

维度	项目	穗残联〔2013〕201号文具体内容	穗残联〔2016〕96号文具体内容	文件对比情况	实际对照情况
工作目标	服务内容	对精综的服务对象及服务内容进行定位： 中心采用社会工作的方法开展业务，面向具有广州市户籍的持有《中华人民共和国残疾人证》或纳入卫生部门《广州市精神疾病社区防治与康复信息管理系统》、公安部门《全国重性精神病人信息管理系统》管理的精神残疾人和精神病康复者提供社会能力适应训练服务；为上述精神病患者或康复者家庭提供心理疏导、危机介入支援性服务；为社区内有明显精神病症状的对象提供咨询、转介、危机介入支援性服务			

（续表 8 - 2）

维度	项目	穗残联〔2013〕201 号文具体内容	穗残联〔2016〕96 号文具体内容	文件对比情况	实际对照情况
工作目标	运作模式	对精综的运作模式进行定位：通过"政府出资购买、社会组织承办、全程跟踪评估"的公共服务供给方式运营。由有服务经验的民办社会服务机构承接运营，以精神病人和精神病康复者群体为核心，提供含咨询、转介、辅导、个案、危机介入"一站式"综合精神康复服务			
建设要求	时间要求	对精综的建设时间安排做出要求：2013 年：3 个；2014 年：10 个	—	均按照穗残联〔2013〕201 号文规定要求，穗残联〔2016〕96 号文并未对建设要求进行规定	当前已建立 11 间精综
	人员配置要求	对精综的人员配置做出要求：工作人员应不少于 8 人，总数的 2/3 以上为社会服务领域相关专业人员，1/2 为社会工作专业人员；工作人员的职业类别包括社会工作师、心理咨询师和精神科护士	—		各精综中有 82.35% 为社会服务领域相关专业人员，75.29% 为社会工作专业人员

（续表 8 - 2）

维度	项目	穗残联〔2013〕201 号文具体内容	穗残联〔2016〕96 号文具体内容	文件对比情况	实际对照情况
工作措施	具体工作措施	对精综开展的工作措施进行规定： 1. 确定中心选址（各区残联确定） 2. 落实中心场地（各区残联落实，首选所在社区闲置独立的公建配套用房） 3. 确定服务机构（由市残联公开招标） 4. 合约签订（市残联、区残联、服务机构三方合约，三年为一个周期，周期内每年一签） 5. 建立工作和服务质量监察机制（市残联负责）	对中心承办服务机构的确定： 自 2017 年起，各区残联结合本地实际，制定社区精神康复综合服务中心承办机构的准入标准、服务标准	穗残联〔2013〕201 号文规定服务机构确立及服务质量监察机制建立这两项工作由市残联负责，而穗残联〔2016〕96 号文则将这两项工作下放到区残联，并增加了对服务工时指引的规定标准，通过政府购买服务程序来确定承接本地中心的承办机构。 建立精综业务督导和服务质量监察机制： 1. 各区残联承担本行政区内的精综业务督导和服务质量监察职能，并确定第三方评估机构	各区残联为精综中心落实场地，确定承办机构入标准，遵照服务工时指引建立服务指标，确定第三方评估机构，对精综服务进行质量监察

120

（续表 8 - 2）

维度	项目	穗残联〔2013〕201 号文具体内容	穗残联〔2016〕96 号文具体内容	文件对比情况	实际对照情况
工作措施	具体工作措施			2. 市残联另行制定《广州市社区精神康复综合服务中心服务质量监察评估办法》规范服务质量监察工作。建立服务工时指引：对服务工时组成、比例、计算方法进行规定（具体说明见下文工时指引部分）	

（续表 8－2）

维度	项目	穗残联〔2013〕201 号文具体内容	穗残联〔2016〕96 号文具体内容	文件对比情况	实际对照情况
经费保障	购买服务经费	对精综的购买服务经费进行规定： 1. 确定基本运营经费的标准（100 个服务对象，400 元/人/月，即 4 万元/月，共 12 个月，合计 48 万元）；确定绩效运营经费的标准（超出 100 人以外的服务对象所需的服务经费，400 元/人/月） 2. 确定市区财政承担比例〔市区两级财政共同承担：市本级与越秀、海珠、荔湾、白云区按 5:5 的比例；与天河、黄埔（南）、番禺、花都区按 4:6 的比例；与增城区按 6:4 的比例；南沙、黄埔（北）由区全额负担〕 3. 规定购买服务经费的支出用途：人员开支、专业支持、开展专业服务和活动费用、日常办公费用、其他杂费	对服务经费的支付比例和清算方式进行规定： 1. 服务经费的支出每年分三次支付，首次支付比例不得高于 50%，末次支付比例不低于 20% 2. 二次拨款和末次拨款应同时与精综承办机构进行半年结算和年度清算，未达工时要求部分需进行扣减	穗残联〔2016〕96 号文在穗残联〔2013〕201 号文的基础上增添了对服务经费支付比例和清算方式的规定	各经费拨付照此规定，当前经综运营费遵营费为 96 万元/年（200 名服务对象）

（续表 8－2）

维度	项目	穗残联〔2013〕201 号文具体内容	穗残联〔2016〕96 号文具体内容	文件对比情况	实际对照情况
组织领导	规定各单位职责	对精综的各单位组织领导工作进行规定：市残联、市民政局、市财政局在各自的职能范围内做好中心建设工作的组织领导工作，协调解决推进过程中的各类问题	—	均按照穗残联〔2013〕201 号文规定要求，穗残联〔2016〕96 号文并未对组织领导保障进行规定	市残联、市民政局、市财政局均遵循规定，为精综发展提供支持

（二）项目规模及配套——配置了完善的配套措施

除了提供宏观政策指引外，广州市残联还对精综项目的服务规模及范围进行了规定，具体包括以下四个措施。

1. 确定服务规模

广州市残联在穗残联〔2013〕201 号文中对精综机构的服务承接能力做出了如下规定："中心具备为所在区不少于 200 个精神残疾人或精神病康复者提供服务的能力"，而对精综服务人数规模则做出了如下规定："每个中心服务容量低限标准为 100 人，上限为 200 人，每年为接收的服务对象提供 12 个月的服务。"[①]

在精综发展的第一周期（2013—2016 年），广州市残联根据全市精神残疾人及精神病康复者的整体人数情况，同时考虑到精综项目首次设立，尚处于较不成熟的发展阶段，将精综的服务规模确立为 100～200 人。这也体现在运营经费的设置上：基本运营经费为保障 100 名服务对象的 48 万元；绩效运营经费则是在 100 名服务对象的基础上，每增加 1 名，就增

---

① 广州市残联：《广州市社区精神康复综合服务中心建设方案》，2013。

加每月400元的服务经费,最高可增加100名(即总人数增加至200人),共计48万元。

在绩效运营经费的支持下,所有的精综每年都能够确保达成全区200人的服务规模,保障了区内有一定人数的精神病康复者能够接受基础的社区康复服务,从而促成他们有机会实现社区康复,早日融入社会。

2. 提供场地与设施

与此同时,广州市残联为保障精综的服务规模及服务范围,出台了穗残联〔2014〕186号文①。各区残联基本能够按照建设标准中对于精综场地基本设施及指示标识的相关规定,为各精综提供运营场地与设施。

目前,各精综基本上能够确保设置有个案工作室(不低于10m²)、小组工作室(不低于30m²)、多功能活动室(不低于40m²)、职员办公室、储物空间、档案室等功能室和办公室。同时,各精综还设置有消防设施、逃生路线标识、无障碍通道设施、安全设施等相关设施,并能够安放精综铭牌、宣传栏、咨询接待处等相关指示标识。固定的服务办公场地与相关设施为精综服务的开展提供了必要的保障。

3. 保障服务资金

广州市残联及各区残联遵照穗残联〔2013〕201号文的相关规定,为各精综项目提供了服务资金的保障。精综项目的服务资金纳入广州市及各区的年度财政预算安排,各精综每年可获得96万元的服务资金,用于人员开支、专业支持、专业服务与活动、日常办公及其他支出。② 稳定的服务资金为精综服务的规模开展提供了坚实的保障。

4. 设置业务工作用表

为规范精综项目的开展,广州市残联制定并出台了穗残联〔2014〕195号文,统一了广州市精综项目的服务文书格式,规范了精综服务文书撰写的要求。③

精综项目的业务工作用表,包括个人档案表、探访表、个案服务表、小组活动表、活动表、社会功能及职业训练表、社区走访表、员工培训表、员工督导表、与购买方沟通记录表、服务记录总表等,为精综的发展

---

① 广州市残联:《广州市社区精神康复综合服务中心场地运营建设标准(试行)》,2014。
② 广州市残联:《广州市社区精神康复综合服务中心建设方案》,2013。
③ 广州市残联:《广州市社区精神康复综合服务中心业务工作用表》,2014。

提供了规范性和专业性的业务指引。具体如表8-3所示。

表8-3　广州市精综业务工作用表

类型	业务工作用表名称
个人档案表	申请人基本情况登记表（康复者）、申请人基本情况登记表（家属）、服务等级一览表
探访表	入户探访记录表、电话探访记录表
个案服务表	个案服务文书目录表、申请人基本情况登记表（康复者）、申请人基本情况登记表（家属）、康复者精神状态评估表、开案报告、服务约定（同意书）（含转介同意）、个案服务一览表、个案面谈表、活动记录表、个案终止辅导服务同意书、个案转介表、个案结案报告、个案满意度调查表、结案回访一览表、个案封面
小组活动表	小组活动文书目录表、小组计划书、小组单节评估表、小组总结报告、小组相片、小组签到表、志愿者签到表、小组满意度调查表、肖像权使用知情同意书、小组封面
活动表	活动文书目录单、活动计划书、活动总结报告、活动相片、活动签到表、志愿者签到表、活动满意度调查表、活动封面
社会功能及职业训练表	社会功能及职业技能训练文书目录单、社会功能及职业技能训练计划书、社会功能及职业技能训练总结报告、社会功能及职业技能训练签到表、志愿者签到表、活动相片、活动封面、小组满意度调查表
社区走访表	社区走访记录
员工培训表	员工培训记录表
员工督导表	员工督导记录表
与购买方沟通记录表	沟通记录表
服务记录总表	广州市社区精神康复综合服务中心服务对象接受服务情况记录表

125

（三）项目监管体系——建立了市、区两级管理体系

广州市残联及各区残联为推进精综项目监管工作的开展，建立了市、区两级监管体系，对精综项目进行了有效的监管。精综项目监管体系的建立可分为两个阶段。在精综项目的第一周期（2013—2016 年），精综的项目监管体系以广州市残联为主导，各区残联积极协助、配合与支持。而在精综项目发展的第二周期（2017 年至调研之时），广州市残联将更多的管理权力下放至各区残联，让各区残联可以结合本地实际情况，对精综项目进行更加有效的管理。以下是精综项目监管体系两个不同发展阶段的具体内容。

1. 第一周期：以市残联为主导，各区残联积极协助

在精综项目发展的第一周期（2013—2016 年），广州市残联主导出台了一系列宏观政策指引和相应的配套措施，组织开展了过程督导与评估、服务质量评估和专业能力培训学习等，引领了精综项目的规范性发展（如表 8 - 4 所示）。

一是在服务定位与工作目标、场地配置、业务工作用表、服务评估指标体系及工时计算方法、服务指标及工时标准等方面，市残联出台规范性文件进行规定，而区残联则遵照规范性文件的相关要求，引导精综树立正确的项目定位，为精综配置服务场地，运用业务工作用表、服务评估指标体系及工时计算方法、服务指标及工时标准等，促进各精综的规范性发展。

二是在招投标工作、日常业务监管、服务评估和专业能力培训等方面，市残联履行了主导、组织、管理职责，不仅主管招投标工作，确立各精综的承接机构，还通过第三方机构对精综开展了日常督导、服务评估和培训工作，区残联则在其中起到协助和支持的作用。

三是在服务经费方面，市、区两级财政共同承担，并根据不同行政区的发展情况拟定不同的承担比例。

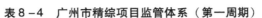

表 8 - 4　广州市精综项目监管体系（第一周期）

项目监管和服务内容	市残联	区残联
服务定位与工作目标	市残联出台规范性文件，对服务定位及工作目标进行规定	各区残联遵照规范性文件，协助推动精综服务的开展
场地配置	市残联出台规范性文件，对场地配置做出要求	各区残联遵照规范性文件，为精综配置场地
业务工作用表	市残联出台规范性文件，对业务工作用表做出要求	各区残联遵照规范性文件，协助推动精综业务工作记录工作
服务评估指标体系及工时计算方法	市残联出台规范性文件，对服务评估体系及工时计算标准进行统一规定	各区残联遵照规范性文件，协助推动精综服务评估体系及工时计算标准的落实
服务指标及工时标准	市残联出台规范性文件，对服务指标及工时标准进行规定	各区残联制定符合本区实际情况的服务指标及工时标准
招投标工作	由市残联统一组织招投标工作，并签署三方合同	各区残联协助完成招投标工作，并签署三方合同
日常监管	市残联购买过程评估服务，由第三方机构对各精综进行过程督导及监管	各区残联协助进行日常监管
服务评估	市残联购买中期、末期评估服务，由第三方机构对各精综进行服务质量评估	各区残联协助完成服务评估工作
专业能力培训	市残联统一组织专业能力培训	——

（续表 8 - 4）

项目监管和服务内容	市残联	区残联
服务经费	市、区两级财政共同承担：市本级与越秀区、海珠区、荔湾区、白云区按 5∶5 的比例；与天河区、黄埔区（南）、番禺区、花都区按 4∶6 的比例；与增城区按 6∶4 的比例；南沙区、黄埔区（北）由区全额负担	

2. 第二周期：市残联进行服务规范，各区残联开展实际监管

广州市残联在穗残联〔2016〕96 号中做出了如下规定："自 2017 年起，各区残联结合本地实际，制定社区精神康复综合服务中心承办机构的准入标准、服务标准，通过政府购买服务程序来确定承接本地中心的承办机构。"[①] 这意味着在 2017 年开始的精综项目第二周期，市残联将更多的项目管理职责下放至各区残联，形成了"市残联进行服务规范，各区残联开展实际监管"的新的项目监管体系。

在新的周期，市、区残联在服务定位及工作目标、服务评估指标体系及工时计算方法、服务指标及标准、服务经费等方面保持了与上一周期相同的分工，但在以下工作中则发生了改变。

一是在招投标工作方面。市残联不再统一组织招投标工作，由各区残联根据本区实际情况组织招投标工作，制定机构的准入标准。

二是在日常监管工作方面。市残联不再统一购买过程评估与督导服务，而是由各区残联对本区精综进行日常业务监管。

三是在服务评估工作方面。市残联不再统一组织全市的服务评估工作，而是由各区残联确定第三方评估机构，对本区精综进行服务评估。市残联则出台评估指导办法，对评估工作进行指引和监管。

四是在专业能力培训方面。市残联不再统一组织全市的专业能力培训工作，而是由各区残联根据本区精综的业务需要，举办相应的专业能力培训。

总体而言，在这一周期，市残联主要履行监管和指引职责，具体工作

---

① 广州市残联：《关于实施〈广州市社区精神康复综合服务中心建设方案〉的补充通知》，2016。

的开展则由区残联主导和组织。具体如表8-5所示。

表8-5 广州市精综项目监管体系（第二周期）

项目监管和服务内容	市残联	区残联
服务定位与工作目标	市残联出台规范性文件，对服务定位及工作目标进行规定	各区残联遵照规范性文件，推动精综服务的开展
服务评估指标体系及工时计算方法	市残联出台规范性文件，对服务评估体系及工时计算标准进行规范性要求	各区残联遵照规范性文件，制定符合本区实际的服务评估指标体系及工时计算标准
服务指标及工时标准	监管各区服务完成情况	各区残联制定符合本区实际的服务指标及工时标准
招投标工作	监管各区招投标工作	各区残联组织招投标工作
日常监管	监管各区监管工作	各区残联进行日常监管
服务评估	监管各区服务评估工作	各区残联购买中期、末期评估服务，由第三方机构对各精综进行服务质量评估
专业能力培训	监管各区专业能力培训工作	各区残联负责协助提供部分专业能力培训
服务经费	市、区两级财政共同承担：市本级与越秀区、海珠区、荔湾区、白云区按5∶5的比例；与天河区、黄埔区（南）、番禺区、花都区按4∶6的比例；与增城区按6∶4的比例；南沙区、黄埔区（北）由区全额负担	

（四）服务质量管理——推出了精准的服务管理机制

1. 出台了工时计算方法

广州市残联对精综项目的服务工时组成及比例，人均工时数量以及不同类型工时的计算方法做出了规定（如表 8 - 6 所示），并在以下五个方面发挥了重要的作用。

表 8 - 6 广州市精综的工时计算方法

项目	文件规定	实际情况
工时组成	各区以总服务工时为单位制定本区精综的服务标准。总服务工时由专业服务工时、辅助性服务工时构成。专业服务工时和辅助性服务工时比例不低于 4：1	在 2016 年 1 月至 12 月的一年中，11 个区①服务工时总数为 130846 小时，平均每间精综全年服务总工时为 11895.09 小时 11 间精综的专业服务工时和辅助性服务工时比例为 6.81：1
专业服务工时组成	专业服务工时包括康复者服务（入户探访、电话访谈、个案服务、康复者小组支持与活动、社交康乐活动、社会功能及职业技能培训）、家属服务（家属小组、家属活动）、社区居民服务（大型宣传活动、社区共融活动）的工时	以 2016 年的服务数据为例，广州市平均每间精综（10 间精综）的康复者服务为 9895.7 工时（建档 950.91 工时、入户探访 1619 工时、电话访谈 639.33 工时、专业个案服务 5475 工时、康复者小组 207 工时、社交康乐活动 238.55 工时、社会功能及职业技能训练 667.45 工时） 家属服务为 348 工时（家属小组 170.4 工时、家属活动 163.64 工时） 社区居民服务为 283.4 工时（大型宣传活动 209.83 工时、社区共融活动 252 工时）

① 白云区的自评报告中仅有专业工时完成情况，缺失辅助性工时，因而未列入统计。

（续表 8 － 6）

项目	文件规定	实际情况
辅助性服务工时组成	辅助性服务工时包括机构自我督导、培训、社区关系协调等为专业服务提供支援而开展的相关工作的工时	以 2016 年的服务数据为例，广州市平均每间精综（11 间精综）一年的辅助工时为 1522.55 小时
人均工时数量	专业服务工时围绕 200 名固定服务对象实施，每位服务对象每年获得的服务工时不少于 45 小时	确保了每个服务对象都能够接受 45 小时及以上的服务
专业服务工时计算方法	入户探访、电话探访、个案服务为一对一服务，按照服务对象接受服务的时间据实计算　小组支持与活动，社交康乐活动，社会功能及职业技能培训、家属服务的工时等集体性服务，按照每一节/次服务应投入工时总数除以参加服务的人数，获得每位服务对象接受服务的工时数	精综服务的实际平均单位时数：入户探访：1.91 小时/次　电话访谈：0.25 小时/次　个案服务：49.62 小时/个　康复者小组：23.26 小时/个　社交康乐活动：8.69 小时/个　社会功能及职业技能培训：0.37 小时/个　家属小组：21.57 小时/个　家属活动：6.55 小时/个　大型社区宣传活动：38.74 小时/个　社区共融活动：45.82 小时/个

　　一是推动精综服务的规模化，保障了精综整体的服务时数。从精综过去一年（2016 年 1 月至 12 月）的服务工时中可以看出，平均每间精综可以完成 11895.09 小时的总服务工时，其中，专业服务工时为 10482.50 小时（康复者服务 9885.70 小时；家属服务 348 小时；社区居民服务 283.40 小时），辅助服务工时为 1522.55 小时。

　　二是促进精综服务的专业性，将更多服务时间集中在专业服务上。从精综工时的比例分布可以看出，专业性服务工时与辅助性服务工时的比例为 6. 81：1，专业服务时数远高于辅助服务时数，这有助于各精综将工作的重点更加集中在专业服务上。

三是确保精综服务的均等化，使每个服务对象都能够享受到服务资源。根据工时计算方法，每位服务对象每年获得的服务工时不少于 45 小时。这种以每个个人为计算工时的方法在一定程度上能够确保每位精综的服务对象都能至少获得 45 小时的服务，避免在划分标准难以衡量和界定的情况下，出现部分服务对象工时过高、部分服务对象工时过低的现象，从而保障了精综服务的均等化和普适性。

四是保障精综服务的个别化，引导以个案服务为主、小组活动服务为辅的服务分布。根据专业服务计算工作方法，一对一服务按照实际服务时间计算工时，而集体性服务则按每节每次的服务工时除以总人数计算工时。这样的设置会引导精综更倾向于选择个案服务，同时减少集体性服务的人数及规模，在一定程度上有利于实现精综服务的个别化和精准化，从而有效地促进对每个服务对象需求的跟进。

五是有利于精综服务的精细化。各区精综的服务工时分配体现了服务开展过程中按照需求紧急情况分层分类的精细化原则。以康复者服务为例，各区精综分配在建档上的工时为 950. 91 小时，分配在探访上（包括入户探访和电话访谈）的工时为 2258. 33 小时，分配在专业个案上的工时为 5475 小时。从中我们可以发现各区精综通过建档服务建立所有服务对象的档案，再为其中有需要的对象提供探访服务，最后再为探访过程中发现有深度、紧急需求的对象提供个案服务的分层分类过程。因此，专业个案所需的时间最多，探访次之，建档最少。

2. 设计了系统的服务评估体系

广州市残联制定的穗残联〔2016〕88 号文，为广州市精综项目的发展制定了系统的服务评估体系，从中心基本设置、运营管理能力、项目运作状况、项目成效、经费使用及财物管理状况五个方面对精综项目进行评估。[①] 其中，项目运作状况是占总分比例最高的评估指标（50 分，占 50%），这充分表明市残联对精综项目整体运作情况的高度重视（详见表 8 - 7）。

---

① 广州市残联：《关于印发〈广州市社区精神康复综合服务中心服务质量监察评估办法〉的通知》，2016。

表8-7　广州市精综服务质量评估体系①

一级指标	二级指标	三级指标
中心基本设置（16分）	硬件（7.5分）	开展服务场地
		办公场地
	软件（8.5分）	人力资源
运营管理能力（制度、规章、危机处理）（10分）	运营机制（1分）	合法性
	架构（2分）	完整性
	规章制度（2分）	完整性、合理性
	沟通机制（2分）	顺畅性
	迎检工作情况（3分）	完备性
项目运作状况（进度、记录、指标、专业性运用）（50分）	项目设计（8分）	合理性
	指标（22分）	完成情况
	项目记录（12分）	完整性、真实性
	专业性运用（8分）	专业技巧的应用
		专业技能的提升
		专业道德的维护
项目成效（服务人群、社区、利益相关群体的改变）（9分）	项目成果（9分）	整体目标实现情况
		对所在社区的影响
经费使用及财务管理状况（使用规范、符合标准且公开透明）（15分）	财务管理（9分）	合法性
		规范性
	经费管理（6分）	合理性

3. 开展了全方位的第三方评估工作

精综项目第一周期（2013—2016年）和第二周期（2017年至调研之

---

① 广州市残联：《关于印发〈广州市社区精神康复综合服务中心服务质量监察评估办法〉的通知》，2016。

时）均通过购买第三方专业评估服务的方式进行了全方位的评估工作。

其中，各区精综 2015 年度末期评估等级均在合格及以上，2 个区为优秀等级；5 个区被评为良好；5 个区为合格等级。而在 2016 年的末期评估中，除海珠区精综评估等级为基本合格（60～69.9 分）外，其余 9 个区精综 2016 年度末期评估等级均为合格（70～100 分）。

表 8－8 通过归纳 2016 年的末期评估报告，呈现了第三方评估机构在评估工作中所发现的精综项目存在的主要问题及改善建议。

表 8－8　广州市精综项目第三方评估工作中发现的问题及改善建议

一级指标	二级指标	所发现的问题及改善建议
中心基本设置	硬件	● 注意场地使用的安全细节，要增加安全标识 ● 个案室、小组室要按照广州市的标准布置，并从服务对象感受的角度优化功能室的设计 ● 完善物资管理制度，并设专人管理 ● 优化接待处的设计（提供服务申请表、设偶到服务签到表），要充分发挥宣传栏的作用
	软件	● 及时为入职员工购买社保（3 个①） ● 人员资质：要求社工持证 ● 完善人员档案、考勤、工资发放制度与执行规范 ● 探讨团队稳定的方式，思考如何让中心工作的经验得到传承
运营管理能力	运营机制	——
	架构	● 投诉制度中，投诉渠道多样化，可增加网络投诉的方式（2 个） ● 投诉制度中，要有明确的投诉途径与方式指引，其中，意见收集箱需有使用功能的文字描述 ● 结合实际工作，将工作人员的岗位描述明确化、具体化（4 个）

---

① 此处表明在评估报告中出现该评估意见的精综数量的次数，"3 个"代表该意见在 3 间精综的评估报告中出现。

（续表 8-8）

一级指标	二级指标	所发现的问题及改善建议
运营管理能力	规章制度	● 对于现有制度，每年进行一次检视更新，以使制度为实际运营提供更加贴切的支持（5 个） ● 规范场地使用规则（3 个） ● 个别建议：①将各项制度从零散的编排归入"行政管理""服务指引"的类别；②危机处理制度的设计应更加规范（对危机的定义，说明不同危机处境应联系的部门）
	沟通机制	进一步做好与区残联的沟通工作（2 个）
	迎检工作情况	—
项目运作状况	项目设计	● 中心要对社工提供项目管理的专业性指导和培训，强化"需求—目标—计划—服务—成效"的服务框架（7 个） ● 需求调查：提升问卷设计与分析的能力，扩展不同方法（探访、焦点访谈）对发掘需求的综合作用（6 个） ● 社工要提升对需求的敏感性，善于对收集到的资料进行分析和总结（4 个） ● 注意评估工具的使用（3 个）
	指标	—
	项目记录	● 详细记录服务过程和总结（6 个） ● 应多些描述过程进行的内容，包括环节、社工的应对、组员的反应及互动、目标的达成情况（7 个）
	专业性运用	专业技巧的应用： ● 根据员工需求进行培训（5 个） ● 注重对社工专业手法（理论和技巧）的运用与提升（4 个） ● 增强服务满意度反馈表与服务目标的直接相关性 ● 提高理论与实务的结合

（续表8-8）

一级 指标	二级 指标	所发现的问题及改善建议
运营管理能力		专业技能的提升： ● 注重监督和指引社工对督导建议的跟进性（7个） ● 建议督导能够为员工提供更具个性化的专业指引 ● 设置"个案会议"，以团体督导的形式共同分析、研讨、总结当月或当季的疑难个案 ● 建议中心将精神康复领域的服务经验、当地资源、政策等结集成册 ● 重视对工作人员危机意识的训练及培养，掌握处理危机事件的方法
		专业道德的维护： ● 建议与服务对象确认并补签知情同意书（2个）
项目成效	项目成果	对所在社区的影响： ● 提供更多有关康复者就业的服务 ● 中心进一步探讨服务团队的稳定性 ● 积极联系区内及市内相关单位，建立跨专业合作平台，完善沟通机制 ● 围绕服务计划的目标，建立完整的目标体系，设定完整的产效目标
经费使用及财务管理状况	财务管理	合法性：部分缺少会计档案管理制度，建议补充
		规范性： ● 项目报销需注意附件的完整性（项目计划、总结、签收凭证） ● 大额支出要使用银行转账方式 ● 报销审批时应注意原始凭据的完整性 ● 支付劳务费应去税务机关代开劳务费发票并待申报个人所得税

（续表 8 - 8）

一级指标	二级指标	所发现的问题及改善建议
经费使用及财务管理状况	经费管理	● 人员经费的开支占整个项目支出的 80% 以上（2个），建议把握好各项支出的比例 ● 建议把不属于项目的费用调出项目（4个） ● 建议按照评估的要求重新设置明细科目，按要求进行会计核算（7个）

一是在中心基本设置方面。第三方评估机构在场地安全细节、场地标准布置、物资管理制度、接待宣传设计等精综硬件层面提出增设和完善的意见，同时，在人员资质、人员档案、团队稳定等精综软件层面提出建议。

二是在运营管理能力方面。第三方评估机构为精综提出了投诉机制多样化、规章制度规范化、进一步完善沟通机制等发展建议。

三是在项目运作状况方面。第三方评估机构在强化服务框架、提升需求调查、分析总结资料、使用评估资料等项目设计层面提出意见，在专业技巧的应用、专业技能的提升、专业道德的维护等专业性运用层面提出建议。

四是在项目成效方面。第三方评估机构认为，为促进项目成效的提升，精综项目应提供就业服务，加强服务团队的稳定性，建立跨专业合作平台，建立完善的成效目标。

五是在经费使用及财务管理状况层面。第三方评估机构认为，精综应在财务管理制度、财务报销规范性、人员经费比例等方面得到提升。

（五）专业能力建设——形成了定期督导培训

1. 第一周期：第三方机构督导培训

在精综项目第一周期（2013—2016 年），除各精综自行聘请的督导外，广州市残联还为精综项目购买了第三方机构的督导和培训服务，具体服务内容如下：

一是在督导层面。第三方机构对精综进行了每月一次的过程督导，对精综日常运营和服务过程中产生的问题进行指导。

二是在培训层面。第三方机构能够定期为各精综提供人才培训。2015—2016 年，第三方机构共提供了 12 次培训，精综出席人数达到了986 人次。培训主题包括与精神健康和残障相关的病理学知识和基础医学知识，与残障社会工作、精神健康社会工作相关的专业服务知识，与社区外展、家属服务、药物管理、表达艺术等相关的专业服务技巧等。表8-9 呈现了 2015—2016 年精综培训情况。

表 8-9　2015—2016 年精综培训情况

日　期	主　题	精综出席人数
2015 年 1 月 28 日	精神病学概论与症状学	82
2015 年 2 月 6 日	社工概论	77
2015 年 3 月 27 日	社区外展与危机介入	92
2015 年 4 月 9 日	家属服务	93
2015 年 4 月 24 日	药物管理	84
2015 年 9 月 25 日	助残文化与残障社会工作	85
2015 年 10 月 23 日	从心理为本角度看与精神障碍者的情感连接	90
2015 年 12 月 18 日	理解精障者情与性的需要	95
2016 年 5 月 27 日	表达艺术应用于精神障碍、缓解焦虑	41
2016 年 8 月 16 日	职业康复训练	82
2016 年 8 月 16 日	如何推进社区精神康复服务	82
2016 年 11 月 25 日	精神障碍康复者及其照顾者自助组织的发展	83

三是在行业交流方面。定期的人才培训为各精综提供了彼此交流的机

会，从业人员通过统一培训进行服务经验交流。2016 年，各区精综通过培训活动进行个案分享与交流，共举办了 4 场，具体如表 8 - 10 所示。

表 8 - 10　2016 年精综行业交流情况

日 期	主 题	精综出席人数
2016 年 3 月 31 日	越秀区、海珠区、荔湾区精综园艺治疗及个案分享	95
2016 年 5 月 27 日	增城区、花都区、南沙区精综个案分享	—
2016 年 8 月 16 日	从化区、黄埔区（北）、番禺区精综个案分享	82
2016 年 11 月 25 日	黄埔区（南）、白云区、天河区精综个案分享；广州市精神残疾人及亲友协会和龙津家综家友社分享	83

2. 第二周期：稳定的督导培训体系

在精综项目第二周期（2017 年以来），各区及各精综根据自身实际情况选择督导培训服务，使各精综项目形成了较为稳定的督导培训体系。

广州市精综项目拥有一支每月可提供 2.36 次督导服务的，以本地非高校督导（9 人）、境外督导（4 人）为主的督导队伍。在过去一年间，各精综平均能够参与机构内外的各类培训 177 次，合计 3085 小时，人均可参与培训 2 次，接受培训 3.86 小时，培训类型以到其他社会服务组织学习交流为多（55.37%）。较为稳定的督导培训体系促进了精综从业人员专业能力的不断提升。

三、小结

本章总结了广州市精综的发展成果及发展经验。经过 4 年的发展，广州市精综形成了"实现了社区精神康复服务的基本覆盖、建立起健全完善的专业人才队伍、发展出兼具产出与成效的专业服务"的项目成果，并在项目定位及指引、项目规模及配套、项目监管体系、服务质量管理、专业能力建设等方面形成了机制经验（具体见表8-11）。

表8-11 广州市精综项目发展成果及项目经验

成果/经验	维度	做法
项目发展成果		实现了社区精神康复服务的基本覆盖 建立起健全完善的专业人才队伍 发展出兼具产出与成效的专业服务
项目经验	项目定位及指引	提供了宏观政策文件
	项目规模及配套	配置了完善的配套措施 （确定服务规模、提供场地与设施、保障服务资金、设置业务工作用表）
	项目监管体系	建立了市、区两级管理体系
	服务质量管理	推出了精准的服务管理机制 （出台了工时计算方法、设计了系统的服务评估体系、开展全方位的第三方评估工作）
	专业能力建设	形成了定期督导培训

第九章　问题与建议

在过去 4 年里，广州市残联不断完善政府购买服务的相关机制和措施，大力推动精综项目的发展，取得了较好的服务成效和社会影响力。但在实际运作的过程中，项目依然存在一些需要改善的地方。与此同时，由于精综建设的纲领性文件——穗残联〔2013〕201 号文件于 2018 年 10 月 25 日到期；其补充性通知——穗残联〔2016〕96 号文亦于 2018 年 10 月 24 日到期，因此，今后精综的发展需要新的政策文件来为未来的工作提供指引。

在此背景下，本章将立足于党的十九大报告中强调的"打造共建共治共享的社会治理格局"的目标，贯彻落实《关于加快精神障碍社区康复服务发展的意见》（民发〔2017〕167 号）、《广州市人民政府办公厅关于印发广州市残疾预防行动方案的通知》（穗府办〔2017〕41 号）文件精神，从建立"市区残联共建、社会工作行业共治、社区康复服务共享"等层面为新政策文件的制定提供政策建议，以改善目前精综项目在发展过程中存在的问题，从而促进广州市社区精神康复服务体系的构建。

值得一提的是，在本书出版之前，《广州市社区精神康复综合服务中心管理办法》（穗残联〔2018〕4 号①）亦于 2018 年 9 月 4 日出台，并于 2019 年 1 月 1 日起实施；该文件将成为未来 5 年精综发展的纲领性文件。本章将结合政策建议内容，阐释这一新的纲领性政策文件的制定依据。

一、市区残联共建

"市区残联共建"是建设广州市社区精神康复服务体系的基础，指以广州市残联、各区残联为主导，民政部门、卫生健康部门、财政部门共同

---

① 全称为穗残联规字〔2018〕4 号，以下简称穗残联〔2018〕4 号。

参与体系的建设过程中。一方面，应联动多元主体，建立共建体系，包括完善市、区两级监管模式，建立多主体合作转介机制。另一方面，应进一步完善配套建设，包括进行服务扩容、保障服务资金、设置分设站点、规定服务更新率等，从而确保广州市社区精神康复服务体系的完善建设。

（一）联动多元主体

1. 纵向：完善市区两级监管模式

（1）市区两级监管模式有待完善。尽管广州市残联及各区残联已经建立起了较为成熟的市区两级监管体系，但由于监管模式经历了从"以市残联为主体"到"更多管理权力下放至区"的变化过程，市区残联之间的分工职责在政策文件中仍有待进一步的明确。穗残联〔2013〕201 号文（有效期至 2018 年 10 月 25 日）对市残联与区残联间的分工做如下区分：

> 五（二）市残联统筹协调中心建设工作，制定工作规范，确定服务机构并针对服务机构开展业务督导和服务质量监察工作。区（县级市）残联做好中心服务对象的审核和服务机构的日常监管工作，协调同级民政部门共同做好中心场地的落实工作并做好福利彩票公益金资助项目的申报和后续相关工作。

从穗残联〔2013〕201 号的规定可以看出，在精综运营的过程中，市残联需要负责统筹建设、制定规范、确定机构、业务督导、服务质量监察等工作；区残联则负责审核服务对象、日常监管、落实场地、资助申报等工作。此外，穗残联〔2013〕201 号文还明确了市残联负责制定服务质量标准，区残联负责确定选址，双方共同与精综承接机构签订合同等职责。

但作为穗残联〔2013〕201 号补充通知，穗残联〔2016〕96 号文件（有效期至 2018 年 10 月 24 日）则并未对市、区残联的分工进行明确界定，仅在机构确定、中心业务督导和服务质量监察机制上对市、区残联的职责进行了区分，具体如下：

> 一、自 2017 年起，各区残联结合本地实际，制定社区精神康复综合服务中心承办机构的准入标准、服务标准，通过政府购买服务程序来确定承接本地中心的承办机构。

二、各区残联承担本行政区内的中心业务督导和服务质量监察职能并确定有社区精神康复服务经验的医疗机构或社会服务机构开展业务督导，业务督导和服务质量监察机构应为未在本市承担中心服务的第三方独立机构。

市残联另行制定《广州市社区精神康复综合服务中心服务质量检查评估办法》规范服务质量监察工作。

从穗残联〔2016〕96 号文件可以看出，区残联开始承担机构确定、业务督导和服务质量监察等职能，市残联则履行制定评估办法等职责。而在这一职责区分仍在两方面有待改善：

一是缺乏统一明确的政策规定。穗残联〔2016〕96 号文作为穗残联〔2013〕201 号文的补充通知，已经促使精综的发展进入"市残联进行服务规范，各区残联开展实际监管"的第二周期（见第八章第二节）。但穗残联〔2016〕96 号文除了在确定服务机构、业务督导和服务质量监察等方面对穗残联〔2013〕201 号文所规定的市、区残联职责有显著的变更之外，并未对其他部分，如落实场地、合约签订等进行明确的规定。这意味着市、区残联均需要从两份政策文件中才能得到完整的分工指引，缺乏统一的政策规定对双方的职责进行明确。

二是当前政策规定仍未完全体现"职责下放"的导向。穗残联〔2013〕201 号文的规定事实上使精综发展的第一周期呈现以市残联为主、区残联为辅的倾向；而穗残联〔2016〕96 号文仅在确定服务机构、业务督导和服务质量监察等方面对这一倾向进行了一定的改变，但仍未能在政策文件层面完全体现"职责下放"的导向。这也直接影响了区残联开展这项工作的积极性，在一定程度上制约了其工作的开展。因此，优化市、区残联分工与管理职责，调动区残联的积极性，成为精综新的政策文件中亟须明确的地方。

（2）建议：明确市区分工与职责。为推动精综共建体系的发展，建议精综新政策文件应更加明确市区残联的职责，具体如下：

第一，应明确市残联在统筹建设及制定工作规范方面的职责。一是明确市残联在统筹建设方面的职责，规定市残联应在职能范围内做好精综建设与运营工作的组织领导工作，协调解决精综建设与运营过程中的各类问题，如申报市级财政预算、制定运营监管政策等方面（见附录 2 穗残联

〔2018〕4号文第一章第七条）。二是明确市残联在制定工作规范方面的职责，包括服务、运营、监管等方面的政策条例，如制定精综管理办法、场地运营建设标准、工时标准指引、服务质量监察标准等政策条例〔见附录2穗残联〔2018〕4号文第一章第七条、第二章第十条（二）、第三章第十七条、第五章第二十四条〕。

第二，应明确区残联在具体服务实施过程中的职责。一是明确区残联在确定服务机构方面的职责，规定由区残联遵照政府购买服务及公开招标的形式确定精综的服务承接机构（见附录2穗残联〔2018〕4号文第四章第二十条）。二是明确区残联在业务督导和服务质量监察方面的职责，规定由区残联遵照市残联制定的评估规范，委托第三方机构开展业务督导和服务质量监察工作（见附录2穗残联〔2018〕4号文第五章第二十五条）。三是明确区残联在确定选址和落实场地方面的职责，包括由区残联制定发展规划、确定站点选址及场地需求解决形式等（见附录2穗残联〔2018〕4号文第一章第七条，第二章第九条、第十条）。四是明确区残联在合同签订方面的职责，规定由区残联与精综承接机构签订项目合同〔见附录2穗残联〔2018〕4号文第四章第二十二条（一）〕。五是明确区残联在日常监管方面的职责，包括对精综的服务计划、服务效果、资金使用等方面进行管理，如申报区级财政预算、监管服务计划及服务效果、把握资金使用等方面（见附录2穗残联〔2018〕4号文第一章第七条）。六是明确区残联在制定具体工时标准方面的职责，要求区残联遵循市残联工时标准指引制定符合本区实际情况的工时标准（见附录2穗残联〔2018〕4号文第三章第十七条）。具体可见表9-1。

表9-1　完善市区两级监管模式政策建议及对应政策条例

政策内容	政策建议		对应政策条例
	市残联	区残联	穗残联〔2018〕4号文
统筹建设	√		第一章第七条：市残联……在……职能范围内做好中心建设与运营工作的组织领导工作，协调解决推进社区精神康复综合服务中心建设与运营过程中的各类问题

（续表 9 - 1）

政策内容	政策建议		对应政策条例
	市残联	区残联	穗残联〔2018〕4 号文
制定工作规范	√		第一章第七条：市残联负责……制定社区精神康复综合服务中心服务、运营、监管政策 第二章第十条（二）：场地建设应当符合市残联制定《广州市社区精神康复综合服务中心场地运营建设标准》（附件 1）的其他要求 第三章第十七条：市残联制定《广州市社区精神康复综合服务中心服务工时标准设定指引》（附件 2），对社区精神康复服务标准和内容进行规范 第五章第二十四条：区残联应当按照市残联统一制定的项目评估规范……
确定服务机构		√	第四章第二十条：各区残联根据辖区精神障碍者的基本情况和服务需求，结合本办法的有关要求制定社区精神康复综合服务中心承办机构的准入标准、服务标准，委托政府采购代理机构编制招标文件并进行审定，按照规定和程序，采取公开招标的方式确定项目承接运营机构
业务督导		√	第五章第二十五条：各区残联委托具有社区精神康复服务经验且未承接本市社区精神康复综合服务中心服务的第三方社会服务机构，由其开展本区内的社区精神康复综合服务中心业务督导和服务质量督导工作
服务质量监察		√	
确定选址		√	第一章第七条：区残联负责……做好本区社区精神康复综合服务中心分中心的规划布局、统筹协调工作
落实场地		√	第二章第九条：区残联应当制定本辖区社区精

（续表9-1）

| 政策内容 | 政策建议 | | 对应政策条例 |
	市残联	区残联	穗残联〔2018〕4号文
			神康复综合服务中心发展规划，优化配置各区服务资源，根据街（镇）地域面积、精神障碍者分布、交通便利性等情况……设立社区精神康复综合服务中心分中心 第二章第十条：各区残联可以通过新建、置换、租赁等方式，根据实际需要，多渠道解决……场地需求
合约签订		√	第四章第二十二条（一）：社区精神康复综合服务中心项目合同由区残联和项目承接机构两方签订
日常监管		√	第一章第七条：区残联负责……对……服务计划、服务效果、服务质量、资金使用等进行监管评价
工时标准		√	第三章第十七条：各区残联结合本区实际，制定本区社区精神康复综合服务中心的总服务工时标准

2. 横向：建立多主体合作转介机制

（1）多主体合作转介机制有待建立。在当前广州市社区精神康复服务体系中，属于残联系统并面向精神病康复者提供服务的包括精综、工疗站及直属的事业单位（如就业培训中心、康纳学校、康宁农场等）。除此以外，属于民政系统的家庭综合服务中心同样有面向精神病康复者及其家属的相关服务。据统计，72.9%的家综设有包含精神康复在内的残疾人服务领域[①]。另外，属于卫健系统的精神病医院亦有面向住院精神病康复者的医务社工服务（如广州医科大学附属脑科医院、广州市民政局精神病

---

① 雷杰等：《广州市政府购买家庭综合服务分析研究》，社会科学文献出版社2015年版，第159页。

146

医院）。但是，现时不同系统、服务机构之间并无明确的转介流程，也缺乏专门的转介平台。

从转介需求上看，各区精综在2014—2017年一共接受了来自其他机构的转介服务对象共219名，年均54.75名，平均每间精综每年有5名对象转入。在219名转入对象中，由各区不同街道的家综转介的共110名，而由其他事业单位转介的共109名。与此同时，各区精综在2014—2017年一共向其他机构转出服务对象25名，年均6.25名，平均每间精综每年有2.08名对象转出，其中，由各区不同街道的家综承接的共3名，而由其他事业单位承接的共22名。

由此可以看出，各精综在服务对象的转介方面存在一定的需求，无论是从家综或其他事业单位中接收转介对象，还是将服务对象转介至家综或其他事业单位，都有赖于建立健全的转介机制，规范转介工作。

（2）建议：建立多部门合作转介机制。建议广州市残联及各区残联以促进多主体联动参与社区康复服务体系建设为目标，搭建包括残联系统（精综）、民政系统（家庭综合服务中心）、卫健系统（精神卫生专业机构）在内的社区康复转介机制。具体措施如下：

一是由市、区两级卫生健康部门、民政部门、残联部门共同推进转介机制建立。根据《关于加快精神障碍社区康复服务发展的意见》（民发〔2017〕167号）所提出的"不断优化服务存量，扩充服务增量，大力推进服务主体多元化"，"建立信息共享、衔接顺畅、运转有序的服务转介系统"等要求，建议卫生健康部门、民政部门、残联部门协调推进建立精神卫生专业机构、家综和精综之间的服务对象转介机制。市残联可与广州市民政局、广州市卫生健康委员会建立合作关系，联合发布促进社区精神病康复者个案转介的政策文件，为社区精神康复转介机制的建立提供政策依据（见附录2穗残联〔2018〕4号文第三章第十八条）。

二是建立医疗技术支持机制。《关于加快精神障碍社区康复服务发展的意见》（民发〔2017〕167号）提出精神障碍社区康复服务要"建立康复转介机制和就业转介机制，加强精神障碍治疗与康复资源的整合协调""逐步打通医疗、康复服务循环梗阻""将精神障碍社区康复服务工作纳入精神卫生服务体系"等要求。因此，建议精综新政策文件规定由卫健系统中的精神卫生专业机构为精综提供医疗专业支持，要求各区确定本辖区内不少于1间的精神卫生专业机构为转介枢纽，帮助精综开展康复转介工作并提供康复评估、技术支持等服务〔见附录2 穗残联〔2018〕4号文第三章第十九条及（三）〕。

三是建立转介标准及流程。建议精综新政策文件为精综建立转介机制方面提供指引。在个案转入方面，由其他机构转入精综的个案应经过精神卫生专业机构康复评估并认定为适宜之后，才能参加社区精神康复服务。而在个案转出方面，精综的个案如康复状况良好，可融入社会的，可在终止精综服务后转入家综接受服务；如康复状况不稳定或病情复发的，则需在终止精综服务后转入精神卫生专业机构接受治疗〔见附录2 穗残联〔2018〕4号文第三章第十九条（一）（二）〕。具体可见表9－2。

表9－2 建立多部门合作转介机制政策建议及对应政策条例

政策建议	具体内容	对应政策条例（穗残联〔2018〕4号文）
多部门合作建立转介机制	建议卫生健康部门、民政部门、残联部门协调推进建立精神卫生专业机构、家综和精综间的服务对象转介机制	第三章第十八条：市区两级卫生计生部门、民政部门、残联部门共同协调推进社区精神康复服务体系的构建，建立各区的社区精神康复综合服务中心与精神卫生专业机构、镇（街）社工服务站（家庭综合服务中心）三者之间的康复转介机制
建立医疗技术支持机制	建议由卫健系统中的精神卫生专业机构为精综提供医疗专业支持，包括康复评估、技术支持等服务	第三章第十九条：各区应当至少签约1间精神卫生专业机构，作为转介枢纽，开展康复转介工作并提供康复效果评估、技术支持等服务。区残联负责和本区作为转介枢纽的精神卫生专业机构签订技术支持合同，确保康复效果评估和技术支持工作有序开展 （三）精神卫生专业机构应每年不少于一次对在社区精神康复综合服务中心接受服务的服务对象进行康复效果评估

（续表9 – 2）

政策建议	具体内容	对应政策条例（穗残联〔2018〕4号文）
建立转介标准及流程	建议市残联在政策文件中为精综建立转介机制方面提供指引，包括个案转入及转出等方面	第三章第十九条（一）：对于需要从医院或镇（街）社工服务站（家庭综合服务中心）转入社区精神康复综合服务中心的精神障碍者，由精神卫生专业机构对其进行康复评估……适宜参加社区康复的患者，经其本人或监护人同意后可由精神卫生专业机构转介到其居住地的社区精神康复综合服务中心接受社区康复服务 （二）社区精神康复综合中心的服务对象接受社区康复服务后，康复状况良好、已不需要继续进行社区康复服务、可以融入社会的服务对象，可终止其在社区精神康复综合中心接受的社区康复服务，将其转入各镇（街）社工服务站（家庭综合服务中心）或回归社区。康复状况不稳定或在接受社区康复服务期间病情复发的，可通过社区精神康复综合服务中心向精神卫生专业机构快速转出

（二）完善配套建设

1. 服务规模有待扩展

尽管当前广州市精综项目已经可以覆盖市内11个市辖区的3747名精神病康复者，可为他们提供专业的社区精神健康服务，但从各行政区中可接受精综服务的总人数上看，当前，精综的服务仍无法完全满足所有精神病康复者的需求。

从表9 – 3中可以看出，目前，精综服务能够覆盖的精神病康复者比例为13.71%，各区比例则为6.29% ～ 50.63%。《关于加快精神障碍社区康复服务发展的意见》（民发〔2017〕167 号）明确提出：到 2025 年，80% 以上的县（市、区）广泛开展精神障碍社区康复服务；在开展精神障碍社区康复的县（市、区）中，60% 以上的居家患者接受社区康复服务，基本建立家庭为基础、机构为支撑、"社会化、综合性、开放式"的精神障碍社区康复服务体系。这意味着广州市精综项目应至少要满足 15327 名（25545×60%）精神病康复者的需求。但是，目前精综的服务人数仅为 3747 名，只占应服务量的 24.45%。

表9-3 广州市精综服务对象覆盖比例（单位：人）

精综	各区可服务人数	当前累积服务人数	覆盖比例
从化区精综	1100	292	26.55%
花都区精综	3500	220	6.29%
海珠区精综	3701	338	9.13%
白云区精综	2341	292	12.47%
荔湾区精综	3423	370	10.81%
越秀区精综	4000	404	10.10%
番禺区精综	1800	301	16.72%
南沙区精综	1353	334	24.69%
黄埔区（北）精综	632	320	50.63%
黄埔区（南）精综	710	292	41.13%
增城区精综	2985	338	11.32%
天河区精综	—	246	不详
汇总	25545（平均：2322.27）	3747（平均：318.27[①]）	13.71%

除服务人数有待扩展外，以下相关配套措施也有待进一步建设。

一是精综的服务资金要随之增加。当前，精综服务资金是根据 200 名服务对象的资助标准制定的：根据服务对象每人每月 400 元的标准，每间

---

① 此处为除去天河区 246 人外的平均数。

精综每年的资金总额为96万元（200名×12月×400元/人/月）。但这一标准出台于2013年，当时的人工、场地、办公经费、物价等运营成本远远低于现在的物价。与此同时，开展社区精神康复综合服务对专业性的要求更强，需要配备有经验的资深专业社工提供服务。因此，精综的服务对象购买服务经费资助标准及总服务资金均有进一步增加的需要。

二是现有服务场地有待随之扩展。随着精综服务人数的扩大，现有的场地难以满足服务需要。为增大精综服务的覆盖范围、提高精综的服务成效及社会影响力，现有的服务场地有待进一步扩展，以适应服务规模扩大的需要。

三是服务更新率指标需随之设立。为了让有限的服务资源满足更多服务对象的需求，设定服务更新率指标显得十分必要。但在当前11个区中，仅有越秀区、白云区在招标公告及服务协议中对服务更新率做出要求，其他各区均未设置服务更新率的相关指标。在精综服务规模扩大的条件下，设置合理的服务更新率指标尤为必要。

2. 建议：进行服务扩容

建议精综新政策文件规定，在现有服务规模的基础上进行服务扩容，将原先"100人为下限，200人为上限"的服务规模扩展为以400人为最低限度的服务容量［见附录2穗残联〔2018〕4号文第六章第二十九条（一）］。400人的数字规定来源于《广州市人民政府办公厅关于印发广州市残疾预防行动方案的通知》（穗府办〔2017〕41号）中的要求："每个社区精神康复综合服务中心的服务人数至少要达到400人。"

但与此同时，即使精综的服务容量可以翻倍扩张，仍与覆盖全市60%（15327名）精神病康复者的需求有一定的距离。因此，建议精综新政策文件以"上不封顶，对下保底"的方式进行服务扩容，每个中心的最低的服务容量为400人，各区可根据实际对本区中心每年的服务量进行增加，通过小步快跑的方式，逐步增加中心的服务量，最终达到国家提出的服务率要求。

另外，建议精综新政策文件在对保障以下配置措施与服务扩容任务方面做出规定：

一是保障服务资金的到位。建议根据精综服务对象每人每月720元的资助标准，为扩容后的各精综提供每年3456000元（400名×12月×720元/人/月）的服务资金，以保障扩容后精综的运作［见附录2穗残联

〔2018〕4 号文第六章第二十九条（一）〕。720 元的资助标准来源于《广州市民办残疾人社会服务机构资助办法》（穗残联规字〔2017〕1 号）中对社会工作服务的资助标准："为符合条件的残疾人提供社会工作服务，按服务残疾人的人数，资助标准为每人每月 600 元。"此外，2013 年制定的穗残联〔2013〕201 号文政策是将精综服务的成本在普通社工服务成本的基础上上浮 20%①而确定的。以此类推，建议新的资助标准按照 720 元/人/月〔600 元×（1+20%）〕的标准确定。这一新的资助标准（720 元/人/月）是原有资助标准（400 元/人/月）的 1.8 倍，将能保障精综的服务与运营。

二是提供行政区内的分设站点。当前，有 5 间精综在本身原有场地的基础上，还拓展了 42 个服务点及外展场地，例如，利用家综的服务场地与镇街工疗站、康复站、社区医院卫生站合作等。建议精综新政策文件规定，在行政区内设置精综中心外的分设站点，通过盘活现有残疾人社区康复站、康园工疗站资源和家综场地，以场地共用、错峰使用等方式，延伸服务阵地，把服务向基层发展，让有需求的康复者就近、就便地接受社区精神康复服务。有条件的区还可以新设中心，完善服务布局（见附录 2 穗残联〔2018〕4 号文第二章第八条、第九条、第十条、第十一条）。

三是制定适当的服务更新率要求。建议精综新政策文件为每间精综设置每年不低于 10% 的服务更新率要求（见附录 2 穗残联〔2018〕4 号文第三章第十六条）。服务更新率的要求对于精综服务规模的持续扩大有重要的意义，但过高的服务更新率要求会导致精综在服务扩容后面临过多的服务工作负担。考虑到当前精综的服务年更新率为 23.15%，建议将每个中心的服务对象年更新率的最低值设置为 10%。在此基础上，各区可以按照各中心的实际在低限标准上确定本地区的服务更新率。

以上完善配套建设的政策建议及对应的政策条例如表 9 - 4 所示。

---

① 2013 年家综是按照专业人员 10 万元/人/年的标准落实经费，精综是按照 12 万元/人/年的标准落实经费。

表9-4　完善配套建设的政策建议及对应政策条例

政策建议	具体内容	对应政策条例（穗残联〔2018〕4号文）
进行服务扩容	建议规定以400人为最低限度的服务容量	第六章第二十九条（一）……每个中心服务容量不少于400名服务对象，每年为接收的服务对象提供12个月的服务
保障服务资金	建议根据精综服务对象每人每月720元的资助标准，为扩容后的各精综提供每年3456000元的服务资金	第六章第二十九条：社区精神康复综合服务中心每接收一个服务对象按720元/月的标准安排精神障碍者社区精神康复综合服务经费
设置分设站点	建议在行政区内设置精综中心外的分设站点，通过盘活现有残疾人社区康复站、康园工疗站资源和争取家庭综合服务中心的支持等形式	第二章第八条：各区应当有规划、有步骤地开展社区精神康复综合服务中心建设工作，着力推进社区精神康复综合服务中心规范化、专业化、多元化发展。全市各区至少建立1个社区精神康复综合服务中心并在本地区精神障碍者密集地建立至少1个分中心 第九条：区残联应当制定本辖区社区精神康复综合服务中心发展规划，优化配置各区服务资源，根据街（镇）地域面积、精神障碍者分布、交通便利性等情况，在社区精神康复综合服务中心固定服务场地的基础上，拓展服务延伸站点，设立社区精神康复综合服务中心分中心。分中心可以单独设立，也可与镇（街）社工服务站（家庭综合服务中心）、残疾人社区康复站、康园工疗站等场地合用

（续表9-4）

政策建议	具体内容	对应政策条例（穗残联〔2018〕4号文）
		第十条：各区残联可以通过新建、置换、租赁等方式，根据实际需要，多渠道解决社区精神康复综合服务中心场地需求，场地选址充分考虑危机介入的紧迫性，在精神障碍者相对集中的区域建立中心和分中心 第十一条：社区精神康复综合服务中心新设、增设分中心，由区残联向区政府提出申请，区政府根据本地区精神障碍者的分布和服务需求情况，决定是否新设中心或增设分中心
规定服务更新率	建议为每间精综设置每年不低于10%的服务更新率要求	第三章第十六条：……各区可视本区实际，逐年增加固定服务对象数量。每个中心的服务对象年更新率不低于10%，即年度新增的服务对象人数占上一年总服务人数的比例不低于10%

二、社会工作行业共治

"社会工作行业共治"是建设广州市社区精神康复服务体系的关键，是指充分发挥社会工作行业在体系建设过程中协同参与、共同治理的作用。一方面，应加强人才队伍建设，包括优化人员结构、提升人员薪酬等。另一方面，应改良服务质量评估，包括修改评估指标、制定成效指标等，从而确保广州市社区精神康复服务体系的完善建设。

（一）加强人才队伍建设

1. 人才队伍建设有待加强

人才队伍的建设是社会服务项目发展至关重要的核心工作，也是政府

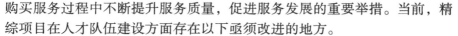

购买服务过程中不断提升服务质量，促进服务发展的重要举措。当前，精综项目在人才队伍建设方面存在以下亟须改进的地方。

（1）人员结构有待优化。穗残联〔2013〕201号文中规定每个精综的从业人员应不少于8人，总数的2/3以上为社会服务领域相关专业人员、1/2以上为社会工作专业人员。这一政策对从业人员数量的要求难以适应服务对象总数从200人翻倍为400人后的工作量。此外，由于下一发展阶段精综可链接精神卫生专业机构提供康复评估、技术支持等服务，因此，精神科护士的人员设置已无继续保留的需要。

（2）人员薪酬有待提升。首先，穗残联〔2013〕201号文中并未对精综人员开支部分的经费所占比例进行规定，且未要求精综对从业人员的薪酬进行合理的调整。其次，精综从业人员的平均工资为3935.8元，税前工资为4794.75元，远低于同期广州市平均月薪7210元。较低的工资待遇也影响了精综人才队伍的归属感。例如，2016年9月至2017年9月，精综的流动率为17.14%、流失率为17.14%，合计离职率为34.28%。人员稳定性需要进行进一步改善。

2. 加强人才队伍建设的建议

（1）优化人员结构。建议精综新政策文件对精综人员队伍构成进行优化做出规定。

首先，由于精综服务对象人数从200人扩容为翻倍的400人，精综工作人员的人数也应从8人扩容为翻倍后的16人（见附录2穗残联〔2018〕4号文第二章第十三条）。

其次，为提升精综服务的专业性，建议规定在16人的工作团队中，社会工作者岗位不少于13人，社区精神康复工作从业人员（即除社会工作者之外的社区精神康复服务人员）不少于2人，其中，可有1名心理咨询师人员，行政岗位不多于1人（见附录2穗残联〔2018〕4号文第二章第十三条）。13名社会工作者是在当前精综社会工作者所占的比例（75.29%）和未来工作团队人数（16人）相乘后，再补充增加1名而测算出来的。1名行政人员是在当前行政人员所占的比例（12.94%）和工作团队人数（16人）相乘后，再减少1名而测算出来的。而2名社区精神康复工作人员则是工作团队人数（16人）减去拟配备的社会工作者（13名）和行政人员（1名）后测算出来的。其中，1名心理咨询师是在当前心理咨询师所占的比例（7.06%）和未来工作团队人数（16人）相乘后得出的。

再次，建议在拟配置的 13 名社会工作者岗位中，以是否持有专业资格证书区分社会工作专业人员和社会工作辅助人员，并规定持证的社会工作专业人员不少于 11 人，暂不持证的社会工作辅助人员不多于 2 人（见附录 2 穗残联〔2018〕4 号文第二章第十三条）。11 名社会工作专业人士是在当前精综社会工作者持证比例（78.13%）和拟聘请的社会工作者岗位人数（13 人）相乘后，再补充增加 1 名得出的。而 2 名社会工作辅助人员则是拟聘请的社会工作者岗位人数（13 人）减去社会工作专业人员（11 名）后得出的。

最后，由于各区可根据需要在 400 名精综服务最低容量的基础上扩展服务对象人数，因此，建议根据社会工作者岗位人数（13）与服务对象人数（400）的比例（约为 1∶30）规定：精综每增加服务对象 30 名，则在人员队伍中需增加 1 名社会工作岗位人员（见附录 2 穗残联〔2018〕4 号文第二章第十三条）。

（2）提升人员薪酬。建议精综新政策文件对人员薪酬待遇进行合理的调整。一方面，由于 2014—2016 年，精综人员支出比例（66.09%、65.06%、73.53%）均高于 65.00%，因此，建议设置 65% 的人员经费比例〔见附录 2 穗残联〔2018〕4 号文第六章第三十一条（二）〕。另一方面，由于服务对象人均资助标准由 400 元／人／月上升到 720 元／人／月〔见附录 2 穗残联〔2018〕4 号文第六章第二十九条（一）〕，这意味着精综总服务资金亦从 96 万元（400 元／人／月 × 200 人 × 12 月）上升到 345.6 万元（720 元／人／月 × 400 人 × 12 月），而人头经费也从 12 万元／人／年（96 万元／8 人）上升到 21.6 万／人／年，提升比例高达 80%。由此可知，每名精综从业人员的平均人员费用（含工资、奖金、五险一金及所得税）将为每年 140400 元〔（720 元／人／月 × 400 名服务对象 × 12 月 × 65% 人员经费比例〕／16 名从业人员）。换言之，实行这一政策之后，精综从业人员的薪酬待遇应有显著的提高，以提高人才队伍的稳定性和专业性。

以上加强人才队伍建设的政策建议及对应的政策条例如表 9 - 5 所示。

表9-5 加强人才队伍建设的政策建议及对应政策条例

政策建议	具体内容	对应政策条例（穗残联〔2018〕4号文）
优化人员结构	建议服务对象增加至400人 建议规定工作团队中有13名社会工作岗位人员、2名社区精神康复从业人员、1名行政人员 建议以是否持有专业资格证书区分社会工作专业人员（11名）和辅助人员（2名） 建议规定精综每增加30名服务对象，则增加1名社会工作岗位人员	第二章第十三条：每个社区精神康复综合服务中心工作人员不少于16人，其中社会工作者岗位不少于13人，社区精神康复工作从业人员不少于2人（其中可有1名心理学相关专业教育背景或持有心理咨询师相关职业资格证书的工作人员），行政人员岗位不多于1人 在社会工作者岗位人员中，社会工作专业人员不少于11人。社会工作辅助人员不多于2人 专业人员与服务对象比为1∶30，中心每增加服务对象30人，应当增加1名社会工作专业人员
提升人员薪酬	建议设置65%的人员经费比例 建议根据720元/人/月的服务对象资助标准设置经费，保障人员经费总量提升	第六章第二十九条：社区精神康复综合服务中心每接收一个服务对象按720元/月的标准安排精神障碍者社区精神康复综合服务经费…… 第三十一条（二）：社区精神康复综合服务中心人员费用包括：工资、奖金、五险一金和个人所得税。预算和支出应当不高于项目经费总额的65%，并建立合理的人员薪酬调节机制

（二）改良服务质量评估

1. 服务质量评估有待改良

（1）现时服务部分得分比例较低。从表9-6中可以看出，中心基本设置、运营管理能力及经费管理情况分别占评估分数比例的16%、10%及15%，这意味着对于行政部分的考核已经达到了41%的比例。从进一步推动精综服务项目发展的角度出发，精综评估的服务部分比例有进一步提升的空间。

表9-6　现时广州市精综项目评估分值占比

	行政类	产出类	成效类	技术类
中心基本设置（100/16%）	$100 \times 16\% = 16$	0	0	0
运营管理能力（100/10%）	$100 \times 10\% = 10$	0	0	0
项目运作状况（100/50%）	0	$68 \times 50\% = 34$	0	$32 \times 50\% = 16$
项目成效（100/9%）	0	0	$100 \times 9\% = 9$	0
经费使用以及财务管理状况（100/15%）	$100 \times 15\% = 15$	0	0	0
总计	41	34	9	16

（2）存在重视产出而忽视成效的倾向。在服务部分的指标设置中，对于产出的考核占整体评估体系的34%，而对于成效的考核仅占整体评估体系的9%。由此可见，精综服务存在重视产出而忽视成效的倾向。然而，关于个案、小组、社区活动、探访、服务人次等服务产出并不能反映服务对象在其问题上的改善程度。

与此同时,"整体目标的完成情况"及"对社区的影响力"作为服务成效考核的三级指标,缺乏量化标准,这不仅会给评估专家考核项目成效带来困难,也无法为项目提供更多的方向与指引。

2. 改良服务质量评估的建议

建议精综新政策文件以提升对服务成效的重视程度为立足点,一方面修改服务评估指标体系的比例,另一方面设立和添加具体的成效指标体系。具体如下:

(1)修改评估指标。建议可在现有服务评估指标体系的基础上,对指标体系进行进一步的修改:适当减少行政部分的得分比例,增加服务部分的得分比例;适当减少服务产出部分的得分比例,增加服务成效部分的得分比例;考虑添加精综服务特色的得分比例。具体建议如下:

一是中心基本设置部分。将硬件得分由 7.5 分降为 4.5 分,软件得分由 8.5 分降为 5.5 分,总分则由 16 分降为 10 分。

二是运营管理能力部分。得分保持不变。

三是项目运作状况部分。将项目设计由 8 分降为 6 分,项目记录由 12 分降为 6 分,专业性运用保持不变,将服务产出指标的完成从项目运作状况这一一级指标中移出,总分由 50 分降为 20 分。

四是项目产出部分。将服务产出指标的完成单列为一级指标,分数由 22 分降为 14 分。

五是项目成效部分。将二级指标修改为"服务成效指标的完成""特色服务项目的完成""康复效果评价"三部分,分别为 24 分、3 分和 7 分,总分由 9 分增加为 34 分。

六是经费使用及财务管理状况部分。将财务管理由 9 分降为 7 分,经费管理由 6 分降为 5 分,总分由 15 分降为 12 分。

具体如表 9-7 所示(见附录 2 穗残联〔2019〕172 号①文第八条)。

---

① 全称为穗残联规字〔2019〕172 号,以下简称穗残联〔2019〕172 号。

表 9-7 修改后的广州市精综项目服务评估指标体系比例

修改后	现有	对比	修改后	现有	对比
中心基本设置（10%）	中心基本设置（16%）	分值降低6分	硬件（4.5%）	硬件（7.5%）	分值降低3分
			软件（5.5%）	软件（8.5%）	分值降低3分
运营管理能力（10%）	运营管理能力（10%）	保持不变	运营资质（1%）	运营资质（1%）	保持不变
			架构（2%）	架构（2%）	
			规章制度（2%）	规章制度（2%）	
			沟通机制（2%）	沟通机制（2%）	
			迎检工作情况（3%）	迎检工作情况（3%）	
项目运作状况（20%）	项目运作状况（50%）	单列"项目产出"一级指标，分值降低30分	项目设计（6%）	项目设计（8%）	分值降低2分
			项目记录（6%）	项目记录（12%）	分值降低6分
			专业性运用（8%）	专业性运用（8%）	保持不变
项目产出（14%）			服务产出指标的完成（14%）	服务产出指标的完成（22%）	单列为一级指标，分值降低8分

（续表9-7）

修改后	现有	对比	修改后	现有	对比
项目成效（34%）	项目成效（9%）	分值增加25分	服务成效指标的完成（24%）	项目成果（9%）	修改为成效指标、特色服务、康复效果评价三项二级指标，分值增加25分
			特色服务项目的完成（3%）		
			康复效果评价（7%）		
经费使用及财务管理状况（12%）	经费使用以及财务管理状况（15%）	分值降低3分	财务管理（7%）	财务管理（9%）	分值降低2分
			经费管理（5%）	经费管理（6%）	分值降低1分

　　若精综出现更换承接机构的现象，新承接机构在服务的第一年仍需进行服务对象需求了解等基础工作。针对更换机构第一年的精综评估，建议将项目成效得分从24分降低为14分，同时删除特色服务项目与康复效果评价相关的分数，将项目产出的分数从14分增加为34分。具体如表9-8所示（见附录2穗残联〔2019〕172号文《广州市社区精神康复综合服务中心服务质量评估办法》第八条）。

表9-8　修改后的广州市精综项目服务评估指标体系比例
（适用于更换机构第一年）

一级指标	二级指标
中心基本设置（10%）	硬件（4.5%）
	软件（5.5%）

（续表9－8）

一级指标	二级指标
运营管理能力（10%）	运营机制（1%）
	架构（2%）
	规章制度（2%）
	沟通机制（2%）
	迎检工作情况（3%）
项目运作状况（20%）	项目设计（6%）
	项目记录（6%）
	专业性运用（8%）
项目产出（34%）	服务产出指标的完成（34%）
项目成效（14%）	服务成效指标的完成（14%）
经费使用及财务管理状况（12%）	财务管理（7%）
	经费管理（5%）

（2）制定成效指标。建议精综新政策文件可在服务产出指标的基础上，为每项服务制定对应的成效指标。例如，在其中添加"50%以上的服务对象达到预期成效，包括但不限于：情绪有所改善，或习得非就业的其他技能，或自我认知和自我提升意识增强等预期成效"等指标，并要求辅以相关的文书进行说明，从而便于对精综服务工作的完整性和深入程度进行全面的考核。具体如表9－9所示（见穗残联〔2019〕172号文《广州市社区精神康复综合服务中心服务质量评估办法》附件3－2第五部分项目成效1.整体目标实现情况[①]）。

---

① 因该文附件3－2内容过长，因此未纳入本书。

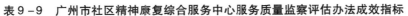

表9-9　广州市社区精神康复综合服务中心服务质量监察评估办法成效指标

检查内容	评分内容	评分标准
基础性服务（建档、入户探访、电话访谈、站点面谈等）的执行效果	效度： 好□ 中□ 差□	根据与服务对象、服务人员面谈和查看相关文书记录的情况综合评分。其中，探访、面谈有完整清晰的记录，档案能全面准确地反映服务对象情况、评估服务对象需求、筛选出目标群体，且能及时更新、对服务对象的情况进行持续跟踪。 好：1.4—2分；中：0.7—1.3分；差：0—0.6分
服务对象的经济状况得到跟进或解决的程度	效度： 好□ 中□ 差□	根据与服务对象、服务人员面谈和查看相关文书记录的情况综合评分。 好（50%以上的服务对象达到预期成效，机构可根据实际情况介绍并提供该项成效指标的评估方法及具体达致程度，包括但不限于以下成效：经济状况得到改善，能够获取救助资源，或得到就业支持，或习得相关就业技能等预期成效）：1.4—2分； 中（40%—50%的服务对象达到预期成效）：0.7—1.3分； 差（不足40%的服务对象达到预期成效）：0—0.6分
针对精神病康复者的个人发展需求制定适切的服务方案及其执行效果	效度： 好□ 中□ 差□	根据与服务对象、服务人员面谈和查看相关文书记录的情况综合评分。 好（50%以上的服务对象达到预期成效，机构可根据实际情况介绍并提供该项成效指标的评估方法及具体达致程度，包括但不限于以下成效：情绪有所改善，或习得非就业的其他技能，或自我认知和自我提升意识增强等预期成效）：1.4—2分；

（续表9－9）

检查内容	评分内容	评分标准
		中（40%—50%的服务对象达到预期成效）：0.7—1.3分； 差（不足40%的服务对象达到预期成效）：0—0.6分
针对精神病康复者家庭的服务及其执行效果	效度： 好□ 中□ 差□	根据与服务对象、服务人员面谈和查看相关文书记录的情况综合评分。 好（50%以上的照顾者达到预期成效，机构可根据实际情况介绍并提供该项成效指标的评估方法及具体达致程度，包括但不限于以下成效：照顾者压力有所缓解，或习得相关减压技巧，习得相关照顾技巧或照顾能力有所提升，家庭关系得到改善等预期成效）：1.4—2分； 中（40%—50%的照顾者达到预期成效）：0.7—1.3分； 差（不足40%的照顾者达到预期成效）：0—0.6分
在社区共融方面的执行效果	效度： 好□ 中□ 差□	根据与服务对象、服务人员面谈和查看相关文书记录的情况综合评分。 好（50%的参与者达到预期成效，机构可根据实际情况介绍并提供该项成效指标的评估方法及具体达致程度，包括但不限于以下成效：对精神病康复者的情况认识有所提高，或吸引到参与者报名参加义工活动等预期成效）：1.4—2分； 中（30%—50%的参与者达到预期成效）：0.7—1.3分； 差（不足30%的参与者达到预期成效）：0—0.6分

三、社区康复服务共享

"社区康复服务共享"是建设广州市社区精神康复服务体系的核心，

是指社区精神康复服务不仅应使社区内的精神病康复者、家属及普通社区居民都能够共享,还应当让服务对象能够便捷、快速地接受各种精神康复服务。建议从明确服务理念、调整服务内容、改进服务机制等方面促进社区精神康复服务的共享。

(一) 明确服务理念

1. 精综定位有待明确

穗残联〔2013〕201 号文对广州市精综项目的服务对象及服务内容进行了规定:"通过'政府出资购买、社会组织承办、全程跟踪评估'的公共服务供给方式运营,由有服务经验的民办社会服务机构承接运营,以精神病人和精神病康复者群体为核心,提供含咨询、转介、辅导、个案、危机介入'一站式'综合精神康复服务。"①

但这一规定并未对精综的服务对象及服务内容进行统一和准确的定义,也未对精综项目的理念进行系统的诠释。由于缺乏规范统一的定义和理念,承接精综项目的社会工作机构都是根据机构和项目团队自身对于精综项目的理解进行服务的设计和开展。不同精综对其服务内容的定义既包括"满足最基本的需求"(如增城区),也包括"恢复社会功能"(如从化区),同时还包括"事前预防"(如番禺区)、"发病介入"(如番禺区)、"社区教育与倡导"(如白云区)等内容。

精综项目定位的分散不仅为精综项目的标准化和规范化建设带来不利的影响,还会影响项目在实际运行中的专业性。例如,大部分承办机构一般会以服务对象(如康复者、家属、社区居民)、工作方法(如个案、小组、社区工作方法)或以服务工时量来定义项目定位和服务内容。但事实上,更加专业的做法应是将市残联的工作理念与社会工作的价值观相结合,从中提炼出精综的服务理念。

2. 建议:明确精综定位

(1) 服务理念。建议精综新政策文件从中国残疾人联合会的章程出发,根据其根本宗旨——"促进残疾人平等、充分参与社会生活""共享社会物

---

① 广州市残联:《广州市社区精神康复综合服务中心建设方案》,2013。

质文化成果"[①]，对精综的服务理念进行进一步的诠释。如表 9 – 10 所示。

表 9 – 10　广州市精综项目服务理念诠释

服务宗旨（中国残联）	诠释	服务理念（精综）
共享社会物质文化成果	充分保障社区精神残疾人能够在物质保障层面和精神文化层面享受社会发展的成果	1. 加强经济保障 2. 立足个人发展
促进残疾人平等、充分参与社会生活	使社区精神残疾人能够在家庭与社区生活中获得充分的参与，融入社会	1. 促进家庭和谐 2. 推动社区共融

建议精综新政策文件确定"加强经济保障、立足个人发展、促进家庭和谐、推动社区共融"的服务理念，从个人、家庭、社区三个层面系统介入，通过精综项目保障社区精神病康复者生存、参与和发展的权利（见附录 2 穗残联〔2018〕4 号文第一章第三条）。具体如图 9 – 1 所示。

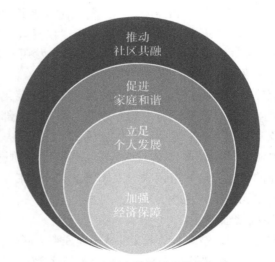

图 9 – 1　广州市精综项目服务理念

---

① 中国残疾人联合会：《中国残疾人联合会章程》，http：// www. gov. cn/fwxx/cjr/content_1307081. htm，2013。

（2）服务目标。建议精综新政策文件从服务理念出发，进一步细化精综项目的可操作服务目标。如表9-11所示。

表9-11 广州市精综项目服务目标

序号	理念	可供参考的服务目标
1	加强经济保障	加强社区精神病康复者及其家庭的经济保障，保障他们在生活、医疗、教育、住房等方面的基本生存需要
2	立足个人发展	立足社区精神病康复者的个人发展，促进他们在知识、技能、态度等方面的成长和发展
3	促进家庭和谐	促进社区精神病康复者的家庭和谐，提高家属对精神病康复者的理解和支持，改善家庭关系
4	推动社区共融	推动精神病康复者在社区共融，促进社区居民与精神病康复者及其家庭的互动和融合

以上明确服务理念的政策建议与对应的政策条例如表9-12所示。

表9-12 明确服务理念政策建议及对应政策条例

政策建议	具体内容	对应政策条例（穗残联〔2018〕4号文）
明确服务理念	建议遵循"加强经济保障、立足个人发展、促进家庭和谐、推动社区共融"的服务理念，从个人、家庭、社区三个层面系统介入，保障社区精神病康复者生存、参与发展的权利	第一章第三条：本办法所称的社区精神康复综合服务中心，是指……从个人、家庭、社区三个层面介入，坚持"加强经济保障、立足个人发展、促进家庭和谐、推动社区共融"的服务理念，保障精神障碍者生存、参与和发展权利的专业社会工作服务平台

（二）调整服务内容

1. 服务内容有待调整

（1）经济保障层面的服务有待加强。据统计，有69.73%的精综康复者和18.57%的照顾者处于失业状态，15.14%的精综康复者和53.16%的照顾者处于退休状态，仅有12.43%的精综康复者和26.16%的照顾者拥有工作。另外，71.02%的精综康复者家庭经济月均收入低于3500元。由此可见，经济保障层面的服务有待进一步加强。

（2）个人发展层面的服务有待加强。据统计，在情绪问题方面，38.27%的精综康复者体验到了焦虑紧张、抑郁消沉、烦躁无聊、担忧、自卑等情绪。这些消极的情绪体验给45.27%的康复者的日常生活带来了轻微的困扰，给16.46%的康复者带来了强烈的困扰。因此，针对康复者的心理疏导服务尤为必要。另外，在职业技能方面，失业的康复者中有40.31%是因为自身缺乏技能而无法找到工作，所以个人技能的提升也尤为必要。

（3）家属服务所占比例较小。目前，各区精综项目的绝大部分工时集中在康复者身上（占总工时的94.00%），而在家属服务方面设置的指标相对较少（占总工时的3.31%）。但是，家属对康复者的支持是十分重要的。据统计，有97.14%的精综康复者与父母、配偶、子女等家属共同居住。当有情绪困扰时，45.12%的康复者会主动向家属倾诉来进行调节；家人也是康复者首要的支持和帮助来源（91.46%）。

调研数据亦显示，家属作为康复者的照顾者，自身也面临着多重的困境与需求。照顾者的年龄偏大（平均年龄约为59岁），且有71.73%的照顾者处于退休或失业的无工作状态，往往面临着经济压力（70.98%）、心理压力（63.14%），同时在经济方面（70.59%）、心理健康（50.20%）、身体健康（48.63%）、患者照顾/教育（47.06%）、改善照顾关系（39.22%）等方面存在需求。然而，当前仍有29.24%的照顾者未接受过社会组织的有关服务，有88.00%的照顾者未接受过精综的服务。可见，针对家属开展的服务有待进一步提升。

（4）社区融入层面的服务不足。当前，各区精综在社区融入层面开展的服务较少，社区层面的服务仅占总工时的1.69%。另据统计，有52.44%的精综康复者表示与邻居之间只是点头之交，彼此之间从不关心；

31.71%的精综康复者表示没有关系密切且能够从其身上获得支持和帮助的人。由此可见，促进康复者和照顾者进一步融入社区尤为必要。

（5）无创新性服务的导向。目前，精综并无设置专门的创新化和个性化的服务。为激发各区精综的创新动力，发展各区的特色服务，亟须设置相关的导向。

2. 建议：调整服务内容

建议精综新政策文件针对社区精神病康复者及其家庭存在的需求，开展以下相关服务。

（1）加强经济保障。建议各精综开展社会保障资源链接服务，为服务对象及其家庭的生活、就业、医疗、教育、住房等方面的基本生存状况提供协助和支持［见附录2 穗残联〔2018〕4号文第三章第十五条（二）］。主要包括但不限于：

一是开展社会救助政策资源链接服务。各精综可建立社会救助政策资源库，为家庭经济困难、存在社会救助需求的精神病康复者查询并提供相关救助资源，改善服务对象的家庭基本生活状况。

二是开展就业支持服务。各精综可与社区内能够提供就业岗位的企业与机构建立联系，为具备就业能力、存在就业需求的精神病康复者提供就业机会，引导他们通过就业改善生活状况。

（2）立足个人发展。建议各精综开展个人发展服务，为服务对象提供心理情绪辅导服务、知识分享服务、技能培训服务等，促进其在态度、知识、技能等方面的成长和发展［见附录2穗残联〔2018〕4号文第三章第十五条（三）］。主要包括但不限于：

一是开展心理情绪辅导服务。各精综可定期跟进社区精神病康复者的精神健康状况，对他们的心理情绪问题进行心理辅导，疏导服务对象的心理压力。

二是开展各类技能提升服务。各精综可为社区精神病康复者提供提升个人自理能力、手工制作技能、烹饪烘焙技能、园艺种植技能、绘画技能、音乐技能等方面的服务。

三是开展各类知识分享服务。各精综可为社区精神病康复者提供政策宣讲、情绪管理知识、养生健康知识等方面的服务。

（3）促进家庭和谐。建议各精综开展家庭和谐服务，为服务对象的照顾者提供减压互助、照顾技能提升、家庭关系改善等服务［见附录2

穗残联〔2018〕4号文第三章第十五条（四）〕。《关于加快精神障碍社区康复服务发展的意见》（民发〔2017〕167号）早已提出："要支持家庭更好地发挥主体作用，强化家庭监护主体责任，构建社区支持网络，创新政策支持体系，采取有效措施，不断巩固和增强家庭照护功能，促进家庭成为精神障碍社区康复服务体系的重要力量和资源。"重视家属支援服务，有利于促进社区精神康复服务链条的完善，提高家庭监护工作的有效性。主要包括但不限于：

一是开展照顾者减压及互助服务。各精综可针对家庭中社区精神病康复者的主要照顾者，一方面，减缓他们因照顾康复者而产生的身体、心理、经济、社会交往等多方面的压力，另一方面，通过凝聚有着同样遭遇的照顾者，形成彼此间互相支持的网络。

二是开展照顾技能提升服务。各精综可针对社区精神病康复者的主要照顾者及其他家庭成员，开展政策、疾病知识、治疗方法等分享服务，一方面，去除家庭内对精神疾病的污名化，增强家庭成员对精神病康复者的理解；另一方面，提高家庭成员对精神疾病预防和治疗的了解，让他们在必要的时候为精神病康复者提供支持。

三是开展改善家庭关系服务。各精综可组织由社区精神病康复者及家庭成员共同参加的家庭活动，从亲子、夫妻等关系入手促进家庭和谐。

（4）推动社区共融。建议各精综开展社区共融服务，为服务对象提供社交康乐、社区宣传、社区志愿等服务，促进社区居民与精神病康复者及其家庭的互动和融合〔见附录2穗残联〔2018〕4号文第三章第十五条（五）〕。主要包括但不限于：

一是开展社交康乐服务。各精综可组织社区精神病康复者参与户外游玩、制作美食、生日节日活动、歌唱比赛等社交康乐活动，引导他们主动融入社会。

二是开展社区宣传服务。各精综可面向社区居民进行大型宣传活动，普及社区精神疾病的相关知识，展示社区精神病康复者的精神面貌，从而去除社会大众对精神疾病的标签化。

三是开展社区志愿服务。各精综可鼓励和引导社区精神病康复者及其家庭成员主动参与社区志愿服务，为社区的其他精神病康复者和社区居民做出贡献，从而促进其融入社会。

（5）其他服务。除开展"加强经济保障、立足个人发展、促进家庭

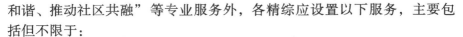

和谐、推动社区共融"等专业服务外,各精综应设置以下服务,主要包括但不限于:

一是基础性服务。各精综应组织开展为掌握服务对象需求所进行的入户探访、电话探访、站点面谈、建档工作等基础性服务〔见附录2穗残联〔2018〕4号文第三章第十五条(一)〕。

二是创新性服务。各精综应充分结合社区服务对象的实际需求及社区内的资源情况,开展各具特色的创新性服务〔见附录2穗残联〔2018〕4号文第三章第十五条(六)〕。

各精综可开展的服务内容具体如表9-13所示。

表9-13 广州市精综项目服务内容

序号	理念	可供参考的服务目标	可供参考的服务内容
1	加强经济保障	加强社区精神病康复者及其家庭的经济保障,保障他们在生活、医疗、教育、住房等方面的基本生存状况	1. 开展社会救助服务 2. 开展就业支持服务 3. 其他
2	立足个人发展	立足社区精神病康复者的个人发展,促进他们在知识、技能、态度等方面的成长和发展	1. 开展心理情绪辅导服务 2. 开展各类技能提升服务 3. 开展各类知识分享服务 4. 其他
3	促进家庭和谐	促进社区精神病康复者家庭和谐,提高家属对精神病康复者的理解和支持,改善家庭关系	1. 开展照顾者减压及互助服务 2. 开展照顾技能提升服务 3. 开展改善家庭关系服务 4. 其他
4	推动社区共融	推动精神病康复者在社区共融,促进社区居民与精神病康复者及其家庭的互动和融合	1. 开展社交康乐服务 2. 开展社区宣传服务 3. 开展社区志愿服务 4. 其他
5	其他服务		1. 开展基础性服务 2. 开展创新性服务

以上调整服务内容的政策建议与对应的政策条例如表9-14所示。

表9-14 调整服务内容的政策建议及对应政策条例

政策建议	具体内容	对应政策条例（穗残联〔2018〕4号文）
调整服务内容	建议将服务内容调整为经济保障服务、个人发展服务、家属服务、社区共融服务、基础性服务、创新性服务	第三章第十五条：社区精神康复综合服务中心针对精神障碍者的社区康复需求，以一对一、小组（不少于6名服务对象参与）、活动（不少于10名服务对象参与）的形式开展以下服务： （一）基础服务：组织开展为掌握服务对象基本情况及需求情况的基础性服务，包含：建档、入户探访、电话探访、个案服务等 （二）社会保障资源链接服务：为服务对象及其家庭提供涉及社会救助、就业支持、职业技能培训等的资源链接服务，在政府保障其生活、就业、医疗、教育、住房等方面的基本生存状况方面提供协助和支持 （三）个人发展服务：为服务对象提供心理情绪辅导服务、知识分享服务、技能培训服务等，促进其在态度、知识、技能等方面的成长和发展 （四）家属服务：为服务对象的照顾者提供减压互助服务、照顾技能提升服务、改善家庭关系服务等，促进服务对象的家庭和谐，提高家属对服务对象的理解和支持 （五）社区共融服务：为服务对象居住的社区开展社交康乐服务、社区宣传服务、社区志愿服务等，促进社区居民与精神病康复者及其家庭的互动和融合 （六）特色服务：各中心结合社区内资源情况，以及服务对象的实际需求情况，创新开展特色服务或更具探索性的深度服务

（三）改进服务机制

1. 服务工时机制有待改进

当前，精综的服务工时机制在以下三个方面存在改善空间。

一是关于人均服务工时的规定有待完善。现时工时计算标准中关于人均工时数量的规定是："专业服务工时围绕 200 名固定服务对象实施，每位服务对象每年获得的服务工时不少于 45 个。"[①] 也正因为受到此规定的限制，家属服务（3.31%）与社区服务（2.69%）不被认可为"围绕固定服务对象实施"，亦不被计入"每位每年 45 小时"的工时计算之列，在总服务工时中所占比例较低。

二是服务工时分配比例有待调整。原有政策文件并无对"家属小组""家属活动""大型社区活动"等工作进行工时的分配，这导致了家属服务（3.31%）及社区服务（2.69%）在精综服务内容中所占比例极低。日后，如根据精综服务理念重新划分后，服务工时的分配内容亦需要随之调整。

三是集体性服务工时的计算方法有待改进。目前，工时计算标准中对于小组活动、社交康乐活动、社会功能及职业技能培训、家属服务等集体性服务，是按照"每一节/次服务应投入工时总数除以参加服务的人数，从而计算出每位服务对象所接受的服务工时数"[②]。集体性服务工时的计算方法能够在一定程度上防止以扩大小组参与人数来填补服务工时的做法，但这种计算方法会导致社工倾向于选择更少的服务人数参加小组，以便获得更高的服务工时。因此，集体性服务工时的计算方法存在进一步调整细化的必要。

2. 建议：改进服务工时机制

建议精综新政策文件制定服务工时标准设定指引，主要包括以下内容：

一是在专业服务工时中设置直接专业服务工时与间接专业服务工时。

---

① 广州市残联：《关于实施〈广州市社区精神康复综合服务中心建设方案〉的补充通知》，2016。

② 广州市残联：《关于实施〈广州市社区精神康复综合服务中心建设方案〉的补充通知》，2016。

直接专业服务工时是指针对精神病康复者及其家属开展服务所产生的工时，包括基础性服务、社会保障资源链接服务、个人发展服务、家属服务四项。这一服务需围绕不少于 400 名固定对象实施，并需计算每名服务对象每年所获得的直接专业服务工时总数〔见附录 2 穗残联〔2018〕4 号文附件二第二节（二）第 1 条〕。间接专业服务工时是指除针对精神病者的服务外，面向社区居民开展的服务的工时，包括社区共融服务及特色服务。间接专业服务并不需要围绕 400 名固定对象实施，也无须计算每名服务对象每年所获工时总数。这一设置的目的是给精综服务有一定的空间，开展更多面向社区居民的服务及特色服务。与此同时，直接专业服务工时与间接专业服务工时的比例建议确定为 9∶1①〔见附录 2 穗残联〔2018〕4 号文附件二第二节（二）第 2 条〕。

二是保留原政策文件中对辅助性服务工时的定义及其与专业服务工时的比例要求。辅助性服务工时指督导、培训、社区走访、月度沟通、日常会议或个案讨论等为直接或间接专业服务提供支援而开展的相关工作的工时〔见附录 2 穗残联〔2018〕4 号文附件二第二节（二）第 4 条〕。建议精综新政策文件规定专业服务工时与辅助性服务工时的比例不低于 4∶1②〔见附录 2 穗残联〔2018〕4 号文附件二第二节（一）第 4 条〕。

三是确定不同服务内容的工时比例。建议按照基础性服务、社会保障资源链接服务、个人发展服务、家属服务各占直接专业服务工时的 20%、20%、30%、30% 确定工时比例，同时允许各区可在此标准基础上上下浮动 5%，以体现对个人发展服务及家属服务的侧重〔见附录 2 穗残联〔2018〕4 号文附件二第二节（二）第 1 条〕。另建议按照社区共融服务、特色服务各占间接专业服务工时的 50% 确定工时比例。如果中心更换项目承接机构，第一年无须开展特色服务，当年间接专业服务工时均由社区共融服务工时组成〔见附录 2 穗残联〔2018〕4 号文附件二第二节（二）第 2 条〕。

四是确定服务工时的取值范围。建议市残联进一步确定不同服务工时的取值范围，以便为各区精综工时标准的制定提供更加精准的指引。建议

① 康复者与家属服务为直接专业服务、社区居民服务为间接专业服务，现有两者比例为 97.31%∶2.69%≈36∶1。建议由 36∶1 提升至 9∶1。

② 现有专业服务工时与辅助服务工时的比例规定为 4∶1。建议保持这一比例规定。

如下：

年度总服务工时最高值：根据 245 个工作日[①]，13 名社会工作岗位人员每天每人工作 8 小时，年度总服务工时最高值为 25480 小时（245×13×8）［见附录 2 穗残联〔2018〕4 号文附件二第一节（三）］。

直接专业服务工时最低值：根据 400 名服务对象，每名服务对象 40 小时，直接专业服务工时最低值为 16000 小时（400×40）［见附录 2 穗残联〔2018〕4 号文附件二第二节（一）第 1 条］。

直接专业服务工时最高值：根据年度总服务工时最高值 25480 小时，直接专业服务工时占年度总服务工时的比例 18/25[②]，直接专业服务工时最高值为 18346 小时［25480×（18/25）］［见附录 2 穗残联〔2018〕4 号文附件二第二节（一）第 1 条］。

间接专业服务工时最低值：根据直接专业服务工时最低值 16000 小时，直接专业服务工时与间接专业服务工时的比例 9∶1，间接专业服务工时最低值为 1778 小时（16000/9）［见附录 2 穗残联〔2018〕4 号文附件二第二节（一）第 2 条］。

间接专业服务工时最高值：根据直接专业服务工时最高值 18346 小时，直接专业服务工时与间接专业服务工时的比例 9∶1，间接专业服务工时最高值为 2038 小时（18346/9）［见附录 2 穗残联〔2018〕4 号文附件二第二节（一）第 2 条］。

专业服务工时最低值：根据直接专业服务工时最低值 16000 小时与间接专业服务工时最低值 1778 小时，专业服务工时最低值为 17778 小时（16000＋1778）［见附录 2 穗残联〔2018〕4 号文附件二第二节（一）第 3 条］。

专业服务工时最高值：根据直接专业服务工时最高值 18346 小时与间接专业服务工时最高值 2038 小时，专业服务工时最高值为 20384 小时（18346＋2038）［见附录 2 穗残联〔2018〕4 号文附件二第二节（一）第 3 条］。

---

① 劳动和社会保障部 2008 年 1 月 3 日发布《关于职工全年月平均工作时间和工资折算问题的通知》，年工作日为 245 天；其计算方法一年工作日：365 天－104 天（休息日）－11 天（法定节假日）－5 天（年假）＝245 天。

② 已知专业服务工时占年度总服务工时的 4/5，直接专业服务工时占专业服务工时的 9/10，可以得出直接专业服务工时占年度总服务工时的（9/10）×（4/5）＝18/25。

辅助性服务工时最低值：根据专业服务工时最低值 17778 小时，辅助性服务工时与专业服务工时的比例 1：4，辅助性服务工时最低值为 4444.5 小时（17778/4）［见附录 2 穗残联〔2018〕4 号文附件二第二节（一）第 4 条］。

辅助性服务工时最高值：根据专业服务工时最高值 20384 小时，辅助性服务工时与专业服务工时的比例 1：4，辅助性服务工时最高值为 5096 小时（20384/4）［见附录 2 穗残联〔2018〕4 号文附件二第二节（一）第 4 条］。

年度总服务工时最低值：根据专业服务工时最低值 17778 小时与辅助性服务工时最低值 4444.5 小时，年度总服务工时最低值为 22222.5 小时［见附录 2 穗残联〔2018〕4 号文附件二第二节（一）第 5 条］。

具体如表 9 - 15 所示。

表 9 - 15　广州市精综服务工时取值范围

类别		最低值（时）	最高值（时）	备注
专业服务工时	总和（100%）	16000	18346	1. 直接专业服务工时围绕 400 名固定资助对象实施，每位资助对象每年获得的服务工时不少于 40 个
	直接专业服务工时	基础服务：占 20%（各区可上下浮动 5%，即所占比例不低于 15%，同时不高于 25%）		
		社会保障资源链接：占 20%（各区可上下浮动 5%，即所占比例不低于 15%，同时不高于 25%）		
		个人发展：占 30%（各区可上下浮动 5%，即所占比例不低于 25%，同时不高于 30%）		
		家属服务：占 30%（各区可上下浮动 5%，即所占比例不低于 25%，同时不高于 30%）		

（续表9-15）

类别			最低值（时）	最高值（时）	备注
专业服务工时	间接专业服务工时	社区共融（50%）（第一年：100%）	889（1778）	1019（2038）	1. 直接专业服务工时与间接专业服务工时的比例为9：1 2. 社区共融服务与特色服务的工时比例为1：1 3. 中心更换项目承接机构后的第一年无需开展特色服务，当年间接专业服务工时均由社区共融服务工时组成
		特色服务（50%）	889	1019	
		总和（100%）	1778	2038	
	专业服务工时总和		17778	20384	专业服务工时是直接专业服务工时与间接专业服务工时之和
辅助性服务工时			4444.5	5096	辅助性服务工时与专业服务工时的比例为1：4，占总服务工时的比例为1/5
总服务工时			22222.5	25480	总服务工时是专业服务工时与辅助性服务工时之和

五是调整集体性服务计算方法。建议市残联及各区残联对当前关于集体性服务的"人均计算"工时方法进行调整。例如，规定6～8人参加的

单节小组服务工时为 4 小时，9～16 人参加的单节小组服务工时为 8 小时；10～49 人参加的社区活动服务工时为 8 小时，50～99 人参加的社区活动服务工时为 40 小时，100 人及以上参加的社区活动服务工时为 50 小时［见附录 2 穗残联〔2018〕4 号文附件二第二节（三）第 2 条及（四）第 1 条］。这些数值是在当前所统计的集体性服务单位工时①的基础上进行一定的提升得出的。

六是建立动态调整机制。由于各区可根据需要在 400 名精综服务最低容量的基础上扩展服务对象人数，而上述工时指引是按照中心服务最低值（配备 13 名社工服务 400 名对象）来设定的，因此仍需设置动态的调整机制。服务对象每增加 30 人，就应当增加 1 名社工，服务工时量也应相应增加。假设在现有服务的基础上，增加 30N 名对象与 N 名社工（N 为正整数），相应的服务工时标准也应相应提升［见附录 2 穗残联〔2018〕4 号文附件二第三节（三）］。如表 9-16 所示。

①　现有集体性服务单位工时为——小组：23.26 小时/个，3.87 小时/节；社交康乐活动：8.39 小时/个；家属活动：6.55 小时/个；大型社区宣传活动（一般为 50 人以上）：38.74 小时/个；社区共融活动（一般为 50 人以上）：45.82 小时/个。建议在此基础上结合参与人数进行一定的提升。如单节小组服务工时提升为 4 小时/节，小组规模达到 9 人以上则提升为 8 小时/节。如社区活动亦根据参与人数分别提升为 8 小时（10～49 人）、40 小时（50～99 人）与 50 小时（100 人以上）。

表9－16　服务工时动态调整表（新增30N名对象）①

类别		最低值（时）	最高值（时）
专业服务工时	直接专业服务工时（A）	A＝（400＋30N）人×40小时	B×（18/25）
	间接专业服务工时	A/9	B×（2/25）
	专业服务工时总和	A×（10/9）	B×（4/5）
辅助性服务工时		A×（5/18）	B×（1/5）
总服务工时（B）		A×（25/18）	B＝（13＋N）个社工×8小时×245天

---

① 表中数值根据以下原则确定：

（1）总服务工时最高值（B）：根据245个工作日，（13＋N）名社会工作岗位人员每天每人工作8小时，总服务工时最高值（B）为（13＋N）个社工×8小时×245天。

（2）直接专业服务工时最低值（A）：根据（400＋30N）名服务对象，每名服务对象最少服务40小时，直接专业服务工时最低值（A）为（400＋30N）名服务对象×40小时。

（3）直接专业服务工时最高值：根据总服务工时最高值B小时，直接专业服务工时占年度总服务工时的比例18/25［（9/10）×（4/5）］，直接专业服务工时最高值为B×（18/25）小时。

（4）间接专业服务工时最低值：根据直接专业服务工时最低值A小时，直接专业服务工时与间接专业服务工时的比例9∶1，间接专业服务工时最低值为A/9小时。

（5）间接专业服务工时最高值：根据直接专业服务工时最高值B×（18/25）小时，直接专业服务工时与间接专业服务工时的比例9∶1，间接专业服务工时最高值为B×（2/25）小时［B×（18/25）×（1/9）］。

（6）专业服务工时最低值：根据直接专业服务工时最低值A小时与间接专业服务工时最低值A/9小时，专业服务工时最低值为A×（10/9）小时（A＋A/9）。

（7）专业服务工时最高值：根据直接专业服务工时最高值B×（18/25）小时与间接专业服务工时最高值B×（2/25）小时，专业服务工时最高值为B×（4/5）小时［B×（18/25）＋B×（2/25）］。

（8）辅助性服务工时最低值：根据专业服务工时最低值A×（10/9）小时，辅助性服务工时与专业服务工时的比例1∶4，辅助性服务工时最低值为A×（5/18）小时［A×（10/9）×（1/4）］。

（9）辅助性服务工时最高值：根据专业服务工时最高值B×（4/5）小时，辅助性服务工时与专业服务工时的比例1∶4，辅助性服务工时最高值为B×（1/5）小时［B×（4/5）×（1/4）］。

（10）年度总服务工时最低值：根据专业服务工时最低值A×（10/9）小时与辅助性服务工时最低值A×（5/18）小时，年度总服务工时最低值为A×（25/18）小时［A×（10/9）＋A×（5/18）］。

以上改进服务工时的政策建议及对应的政策条如表9-17所示:

表9-17　改进服务工时的政策建议及对应政策条例

政策建议	具体内容	对应政策条例（穗残联〔2018〕4号文）
改进服务工时机制	建议设置直接专业服务工时与间接专业服务工时	附件二第二节（二）第1条：直接专业服务工时是指针对社区精神障碍者开展的服务所产生的工时，服务内容包括基础性服务、社会保障资源链接服务、个人发展服务、家属服务等四项……应当围绕不少于400名固定资助对象实施，且每位资助对象每年获得的直接专业服务工时不少于40个工时（含本数） 附件二第二节（二）第2条：间接专业服务工时指除针对社区精神障碍者的服务外，面向社区居民开展的服务所产生的工时。服务内容包括社区共融服务、特色服务两项……这部分的服务工时不纳入每位资助对象的工时计算中
	建议设置辅助性服务工时定义及其与专业服务的比例要求	附件二第二节（一）第2条：辅助性服务工时与专业服务工时的比例为1:4，即专业服务工时占总服务工时的4/5，辅助性服务工时应占总服务工时的1/5 附件二第二节（二）第4条：辅助性服务工时指督导、培训、社区走访、月度沟通、日常会议或个案讨论等为直接或间接专业服务提供支援而开展的相关工作的工时
	建议确定不同服务的工时比例	附件二第二节（二）第1条：直接专业服务工时……服务内容包括基础性服务、社会保障资源链接服务、个人发展服务、家属服务等四项，且占直接专业服务工时的比例分别为20%、20%、30%、30%（各区可根据实际情况制定各项比例，上下调整不超过5%）

（续表 9 - 17）

政策建议	具体内容	对应政策条例（穗残联〔2018〕4 号文）
改进服务工时机制	建议确定服务工时的取值范围，包括年度总服务工时、直接专业服务工时、间接专业服务工时、专业服务工时、辅助性服务工时等	附件二第二节（二）第2条：间接专业服务工时……服务内容包括社区共融服务、特色服务两项，且两项的比例为1∶1 附件二第一节（三）：中心年度最高总服务工时＝每名专业人员每天工作时数（8 小时）×项目配备的专业人员总数（13 名）×一年的工作日总数 245 天 ＝8×13×245 ＝25480 小时 附件二第二节（二）第1条：……年度直接专业服务工时的最低值为16000 个工时（40 个工时×400 人），最高值为 18346 个工时［中心年度最高总服务工时 25480 个工时×（18/25）］ 附件二第二节（二）第2条：……年度间接专业服务工时的最低值为 1778 个工时（16000 个工时/9×1），最高值为 2038 个工时（18346 个工时/9×1）。年度社区共融服务与特色服务工时的最低值为 889 个工时［1778 个工时×（1/2）］，最高值为 1019 个工时［2038 个工时×（1/2）］。考虑到中心更换项目承接机构后的第一年开展特色服务较为困难，当年的间接专业服务工时可均由社区共融服务工时组成 附件二第二节（二）第3条：……年度专业服务工时的最低值和最高值分别为 17778 个工时（16000 个直接专业服务工时＋1778 个间接专业服务工时），20384 个工时（18346 个直接专业服务工时＋2038 个间接专业工时） 附件二第二节（二）第4条：由于辅助性服务工时与专业服务工时的比例为1∶4，年度辅助

（续表 9 - 17）

政策建议	具体内容	对应政策条例（穗残联〔2018〕4 号文）
改进服务工时机制		性服务工时的最低值为 4444.5 个工时（17778 个工时/4），最高值为 5096 个工时（20384 个工时/4） 附件二第二节（二）第 5 条：总服务工时是专业服务工时（直接专业服务工时 + 间接专业服务工时）与辅助性服务工时之和。年度总服务工时最低值为 22222.5 个工时（16000 个工时 + 1778 个工时 + 4444.5 个工时），最高值为 25480 个工时（13 名社工 × 245 个工作日 × 每日 8 小时或 18346 个工时 + 2038 个工时 + 5096 个工时）。附表见本章表 9 - 15
	建议调整集体性服务计算方法	附件二第二节（三）第 2 条：中心开展的一定数量服务对象参加的小组或活动属于一对多或多对多的集体性直接服务，包括每节不少于 2 小时的单节小组活动：专题小组活动、社交康乐活动、家属活动；该类活动以参加人数的多少，确定活动所需要的总工时。6 ~ 8 人的单节小组计算 4 个工时，9 人至 16 人的单节小组计算 8 个工时。单节小组活动所计算的工时数除以参加小组活动的人数，就是每个服务对象参加集体活动所得的直接服务工时数
	建议建立动态调整机制	附件二第三节（三）：工时指引是按照中心服务最低期（配备 13 名社工，服务至 400 名对象）来设定的。由于中心服务量会在低限基础上上浮，按照服务对象每增加 30 人，就应当增加 1 名社工，服务工时量也应相应增加。各区可参照下表制定具体的服务工时增长标准。假设在现有服务的基础上，增加 30N 名对象与 N 名社工（N 为正整数），相应的服务工时标准如下所示。附表见本章表 9 - 16、表 9 - 17

四、小结

本章从"市区残联共建、社会工作行业共治、社区康复服务共享"的角度为广州市社区精神康复服务体系提供政策建议。以下各表可以协助理解本章内容：

表9-18是广州市社区精神康复服务体系的政策建议明细简表。

表9-19描绘了本章政策建议内容与最终制定的精综新政策文件之间的对应关系，以本章政策建议内容为轴呈现了政策建议转化为政策文件的过程。

表9-18 第九章政策建议明细

政策维度	政策项目	政策建议	具体内容
一、市区残联共建	(一)联动主体多元	纵向：完善市区两级监管模式	建议明确市残联在统筹建设及制定工作规范方面的职责
			建议明确市区残联在具体服务实施过程中的职责
		横向：建立多部门合作机制	建议建立多部门医疗技术支持机制
			建议建立转介标准及流程
	(二)完善配套建设	进行服务扩容	建议规定以400人为最低限度的服务容量
		保障服务资金	建议根据精综服务对象每人每月720元的资助标准，为扩容后的各精综提供每年3456000元的服务资金
		设置分设站点	建议在行政区内设置精综中心外的分设站点
		规定服务更新率	建议为每个精综规定每年不低于10%的服务更新率要求
二、社会工作行业共治	(一)加强人才队伍建设	优化人员结构	建议规定13名社会工作岗位人员，2名社区精神康复从业人员，1名行政人员(11名)；建议以是否持有专业证书区分社会工作专业人员，辅助人员(2名)；建议规定每增加30名服务对象，则增加1名社工
		提升人员薪酬	建议设置65%的人员经费比例，且要求各精综建立合理的人员薪酬调节机制；建议根据720元/人/月的服务对象资助经费，保障人员经费总量提升
	(二)改良服务质量评估	修改评估评估指标	建议可在现有服务评估指标体系的基础上，对增加服务、成效、特色服务得分的修改
		制定成效指标	建议在服务产出指标体系的基础上，为每项服务制定对应的成效指标

（续表 9－18）

政策维度	政策项目	政策建议	具体内容
三、社区康复服务共享	（一）明确服务理念	明确精综定位	建议遵循"加强经济保障，立足个人发展，促进家庭和谐，推动社区共融"的服务理念，从个人、家庭、社区三个层面系统介入，保障社区精神病康复者生存、参与和发展的权利
	（二）调整服务内容	调整服务内容	建议将服务内容调整为经济保障服务、个人发展服务、家属服务、社区共融服务、基础性服务、创新性服务
	（三）改进服务机制	改进服务工时机制	建议设置直接专业服务工时与间接专业服务工时
			建议设置辅助性服务工时定义及其与专业服务的比例要求
			建议确定不同服务的工时比例
			建议调整集体性服务工时的取值范围
			建议建立动态调整机制

表9-19　第九章政策建议内容与精综新政策文件（穗残联〔2018〕4号文）对应表

政策维度	政策项目	政策建议	具体内容	对应精综新政策文件（穗残联〔2018〕4号文）
一、市区残联共建	（一）联动多元主体	完善市区两级监督管理模式	建议明确市残联在统筹建设及制定工作方面的职责	第一章第七条：市残联……在……职能范围内做好社区建设与运营工作的组织和解决推进社区精神康复综合服务中心建设与运营过程中的各类问题 第一章第七条：市残联负责……营运、监督政策 第二章第十条（二）：场地建设标准 综合服务中心场地运营指引》（附件1）的其他要求 第三章第十七条：市残联制定《广州市社区精神康复综合服务中心服务时标准建设定指引》（附件2），对社区精神康复服务标准和内容进行规范 第五章第二十四条：区残联应当按照市残联制定的项目评估规范……
			建议明确区残联在具体服务实施过程中的职责，包括确定服务机构、业务督导和服务质量监察、确定场址和落实场地、	第四章第二条：各区残联根据辖区精神障碍者的基本情况和服务需求，结合本办法的有关要求制定社区精神康复综合服务中心的准入标准、服务标准，委托政府采购代理机构编制招标文件并进行审定，按照规定和程序，采取公开招标的方式确定社区精神康复综合服务中心承接运营机构 第五章第二十五条：各区残联委托具有第三方社会服务经验且未承接本市社区精神康复综合服务机构，由其开展本区社区精神康复综合服务中心分中心工作 第一章第七条：区残联负责……做好本区社区精神康复综合服务中心分中心的规划市局，统筹协调工作

（续表9－19）

政策维度	政策项目	政策建议	具体内容	对应精综新政策文件（穗残联〔2018〕4号文）
			合同签订、日常监管、制定具体工时标准等	第二章第九条：区残联应当制定本辖区精神康复综合服务中心发展规划，优化配置各区服务资源，根据街（镇）地域面积、精神障碍者分布、交通便利性等情况……设立社区精神康复综合服务中心分中心 第二章第十条：各区残联可以通过新建、置换、租赁等方式，根据实际需要、多渠道解决……场地需求 第三章第二十二条（一）：……项目合同由区残联和项目承接机构两方签订 第一章第七条：区残联负责对……的服务计划、服务效果、服务质量、资金使用等进行监督评价 第三章第十七条：各区残联结合本区实际，制定本区……的总服务工时标准
			纵向：建议建立多合作机制，建立多部门转介机制，由卫计、民政、残联部门协调推进精神卫生专业机构、家综和精综的服务之间的对象转介机制	第三章第十八条：市区两级卫生计生部门、民政部门、残联部门共同协调推进社区精神康复服务体系的构建，建立社区精神康复综合服务中心与精神卫生专业机构、镇（街）社工服务站（家庭综合服务站）三者之间的康复转介机制

（续表 9 – 19）

政策维度	政策项目	政策建议	具体内容	对应精综新政策文件（穗残联〔2018〕4号文）
			建议建立医疗技术支持机制，依靠卫计系统中的精神卫生专业机构，为精神综合专业机构提供医疗专业支持，包括康复评估、技术支持等服务	第三章第十九条：各区应当至少签约1间精神卫生专业机构，作为转介枢纽，开展康复转介工作并提供精神卫生专业机构签订技术支持合同，确保康复效果评估和技术支持工作有序开展 （三）精神卫生专业机构应每年不少于一次对在社区精神康复综合服务中心接受服务的服务对象进行康复效果评估
			建议建立转介标准及流程，为精神综合机构建立转介机制方面提供指引，包括个案转入及转出等方面	第三章第十九条（一）转入社区精神康复综合中心）社区精神康复评估，并向其本人或监护人提供社区康复建议及相关信息。适宜参加社区居住地的患者，经其本人或监护人同意后由精神卫生专业机构转介到社区精神康复综合服务中心接受社区康复服务 （二）社区精神康复综合中心的服务对象接受社区康复服务后，康复状况良好，已不需要继续进行社区康复服务，可以融入社会的服务对象，可终止其在社区精神康复综合服务中心的服务，将其转入各镇（街）社工服务站（家庭综合服务中心）或回归社区。康复状况不稳定或接受社区康复服务期间病情复发的，可通过社区精神康复综合服务中心向精神卫生专业机构快速转出

（续表9－19）

政策维度	政策项目	政策建议	具体内容	对应精神综合新政策文件（穗残联〔2018〕4号文）
		进行服务扩容	建议规定以400人为最低限度的服务容量	第六章第二十条（一）：……每个中心服务容量不少于400名服务对象，每年为为接收的服务对象提供12个月的服务
	（二）完善配套建设	保障服务资金	建议根据精综服务对象每人每月720元的资助标准，为扩容后的各精综提供每年345000元的服务资金	第六章第二十九条（一）：社区精神康复综合服务中心每接收一个服务对象按720元/月标准安排精神障碍者社区精神康复综合服务经费
		设置分设站点	建议在行政区内设置精综中心以外的分设站点，通过盘活现有残疾人社	第二章第八条：各区应当有规划，有步骤地开展社区精神康复综合服务中心建设工作，着力推进社区精神康复综合服务中心规范化、专业化、多元化发展。全市各区至少建立至少1个社区精神康复综合服务中心并在本地区精神障碍者集中地建立至少1个分中心。第九条：区残联应当制定本辖区社区精神康复综合服务中心发展规划，优化配置各区服务资源，根据街（镇）地域面积、精神障碍者分布、交通便利性

（续表9-19）

政策维度	政策项目	政策建议	具体内容	对应精神综合新政策文件（穗残联[2018] 4号文）
		设置分设站点	区康复站、康园工疗站资源和争取家庭综合服务中心的支持等形式	等情况，在社区精神康复综合服务中心固定服务场地的基础上，拓展服务场地的延伸站点，设立社区精神康复综合服务中心分中心。分中心可以单独设立，也可设立社区精神康复综合服务站（家庭综合服务中心）、残疾人社区康复站、康园工疗站等社工站等场地合用 第十条：各区残联可以通过新建、置换、租赁等方式，根据实际需求，多渠道解决社区精神康复综合服务中心场地选址充分考虑危机介入的紧迫性，在精神障碍等相对集中的区域建立中心和分中心 第十一条：社区精神康复综合服务中心新设、增设分中心，由区残联向区政府提出申请，区政府根据本地区精神障碍等的分布服务需求情况，决定是否新设中心或增设分中心
		规定服务更新率	建议为每个精综设置每年不低于10%的服务更新率要求	第三章第十六条：……各区可视本区实际，逐年增加固定服务对象数量。每年度新增的服务对象置，即年度新增的服务对象占上一年总服务人数的比例不低于10%，各区更新率每年更新率不低于10%

190

（续表 9－19）

政策维度	政策项目	政策建议	具体内容	对应精综新政策文件（穗残联〔2018〕4号文）
二、社会工作行业共治	（二）加强人才队伍建设	优化人员结构	建议规定 13 名社会工作岗位人员、2 名社区精神康复从业人员，1 名行政人员；建议以是否持有专业资格证书区分社会工作专业人员（11 名）和辅助人员（2 名）；建议规定每增加 30 名服务对象，则增加 1 名社工	第二章第十三条：每个社区精神康复综合服务中心工作人员不少于 16 人，其中社会工作者岗位不少于 13 人，社区精神康复从业人员不少于 2 人（其中可有 1 名心理学相关专业教育背景或持有心理咨询师相关职业资格证书的工作人员），行政人员岗位不多于 1 人 在社会工作者岗位人员中，社会工作专业人员不少于 11 人。社会工作辅助人员不多于 2 人 专业人员与服务对象比为 1∶30，中心每增加服务对象 30 人，应当增加 1 名社会工作专业人员

（续表 9 - 19）

政策维度	政策项目	政策建议	具体内容	对应精综新政策文件（穗残联〔2018〕4号文）
		提升人员薪酬	建议设置65%的人员经费比例，且要求各精综建立合理的人员调节机制；建议根据720元/人/月的服务对象资助标准设置经费，保障人员经费总量提升	第六章第二十九条（一）：社区精神康复综合服务中心每接收一个服务对象按720元/月的标准安排精神障碍者社区精神康复综合服务经费…… 第三十一条（二）：社区精神康复综合服务中心人员费用包括：工资、奖金、五险一金和个人所得税。预算和支出应当不高于项目经费总额的65%，并建立合理的人员薪酬调节机制

（续表 9－19）

政策维度	政策项目	政策建议	具体内容	对应精综新政策文件（穗残联［2018］4 号文）
（三）改良服务质量评估工作	修改评估指标	建议可在现有服务评估指标体系的基础上，对指标体系进行进一步的修改：适当减少行政部分得分的比例，增加服务部分的得分比例；适当减少服务产出部分的得分比例，增加服务成效部分的得分比例；添加精综服务特色的得分比例	此处对应的是穗残联［2019］172 号文《广州市社区精神康复综合服务中心服务评估办法》第八条：精综更换承接机构后第一年评估指标：	

精综更换承接机构后第一年评估指标：

一级指标	二级指标
中心基本设置（10%）	硬件（4.5%）
	软件（5.5%）
运营管理能力（10%）	运营资质（1%）
	架构（2%）
	规章制度（2%）
	沟通机制（2%）
	迎检工作情况（3%）
项目运作状况（20%）	项目设计（6%）
	项目记录（6%）
	专业性运用（8%）
项目产出（34%）	服务产出指标的完成（34%）
项目成效（14%）	服务成效指标的完成（14%）
经费使用及财务管理状况（12%）	财务管理（7%）
	经费管理（5%）

（续表9-19）

政策维度	政策项目	政策建议	具体内容	对应精综新政策文件（穗残联〔2018〕4号文）
			同时对精综承接机构更换后第一年的服务评估指标体系亦做出规定	其他年份评估指标：

一级指标	二级指标
中心基本设置（10%）	硬件（4.5%） 软件（5.5%）
运营管理能力（10%）	运营资质（1%） 架构（2%） 规章制度（2%） 沟通机制（2%） 迎检工作情况（3%）
项目运作状况（20%）	项目设计（6%） 项目记录（6%） 专业性运用（8%）
项目产出（14%）	服务产出指标的完成（14%）
项目成效（34%）	服务成效指标的完成（24%） 特色服务项目的完成（3%） 康复成果评价（7%）
经费使用及财务管理状况（12%）	财务管理（7%） 经费管理（5%）

(续表9-19)

政策维度	政策项目	政策建议	具体内容	对应精综新政策文件（穗残联〔2018〕4号文）
	制定成效指标	建议在服务产出指标的基础上，为每项服务制订对应的成效指标		此处对应的是残联〔2019〕172号文《广州市社区精神康复综合服务中心服务质量评估办法》附件3-2第五部分项目成效 1.整体目标实现情况：

检查内容评分标准	效度		对应内容
基础性服务（建档、入户探访、电话探访、站点面谈等）的执行效果	好□ 中□ 差□		根据与服务对象、服务人员面谈和查看相关文书记录的情况综合评分。其中，探访、面谈有完整清晰的记录，评估情况，档案能全面准确地反映服务对象情况，且能及时更新，对服务对象的情况进行跟踪 好：1.4-2分；中：0.7-1.3分；差：0-0.6分
服务对象的经济状况得到改善或跟进解决的程度	好□ 中□ 差□		根据与服务对象、服务人员面谈和查看相关文书记录的情况综合评分： 好（50%以上的服务对象对介绍并提供该项成效指标的评估方法及具体数据程度，包括但不限于以下成效：经济状况得到改善，能够获取救助资源，或得到相关就业支持，或习得相关就业等技能等预期成效）：1.4-2分；

（续表 9－19）

政策维度	政策项目	政策建议	具体内容	对应精神综合政策文件（穗残联〔2018〕4号文）
			针对精神病康复者的个人发展需求制定适切的服务方案及其执行效果　效度：好□ 中□ 差□	中（40%—50%的服务对象达到预期成效）：0.7—1.3分； 差（不足40%的服务对象达到预期成效）：0—0.6分 根据与服务对象、服务人员面谈和查看相关文书记录的情况综合评分： 好（50%以上的服务对象达到预期成效，机构可根据实际情况介绍并提供该项成效指标的评估方法及具体达致程度，或习得非就业知识增强等预期成效，包括但不限于其他技能，或自得自我认可和自我提升意识等预期成效）：1.4—2分； 中（40%—50%的服务对象达到预期成效）：0.7—1.3分； 差（不足40%的服务对象达到预期成效）：0—0.6分
			针对精神康复者的家庭的服务及其执行效果　效度：好□ 中□ 差□	根据与服务对象、服务人员面谈和查看相关文书记录的情况综合评分： 好（50%以上的照顾者达到预期成效，机构可根据据实际情况介绍并提供该项成效指标的评估方法

196

(续表9-19)

政策维度	政策项目	政策建议	具体内容	对应精准综合新政策文件（穗残联〔2018〕4号文）	
					及具体达致程度，包括但不限于以下成效：照顾者压力有所缓解，或习得相关压技巧，照顾相关所有技巧或照顾技巧提升，家庭关系得到改善等预期成效）：1.4—2分； 中（40%—50%的照顾者达到预期成效）：0.7—1.3分； 差（不足40%的照顾者达到预期成效）：0—0.6分
			在社区共融方面的执行效果	效度：好□ 中□ 差□	根据与服务对象、服务人员面谈和查看相关文书记录的情况综合评分： 好（50%的参与者达到预期成效，机构可根据实际情况介绍并提供该项成效指标的评估方法及具体达致程度，包括但不限于以下成效：对精神健康复者的情况认识有所提高，或吸引到参与者报名参加义工活动等预期成效）：1.4—2分； 中（30%—50%的参与者达到预期成效）：0.7—1.3分； 差（不足30%的参与者达到预期成效）：0—0.6分

（续表 9 - 19）

政策维度	政策项目	政策建议	具体内容	对应精综新政策文件（穗残联〔2018〕4号文）
三、社区康复服务共享	（一）明确服务理念	明确精综定位	建议遵循"加强经济保障、立足个人发展、促进家庭和谐、推动社区共融"的服务理念，家从个人、家庭、社区三个层面系统介入，保障精神病社区康复者生存、参与和发展的权利	第一章第三条：本办法所称的社区精神康复综合服务中心，是指……从个人、家庭、社区三个层面介入，坚持"加强经济保障、立足个人发展、促进家庭和谐、推动社区共融"的服务理念，保障精神障碍者生存、参与和发展权利的专业社会工作服务平台

198

(续表 9-19)

政策维度	政策项目	政策建议	具体内容	对应精综新政策文件（穗残联〔2018〕4号文）
	（三）调整服务内容	调整服务内容	建议将服务内容调整为经济保障服务、个人发展服务、家属服务、社区共融服务、基础性服务、创新性服务	第三章第十五条：社区精神康复综合服务中心针对精神障碍者的社区康复需求，以一对一、小组（不少于6名服务对象参与）、活动（不少于10名服务对象参与）的形式开展以下服务： （一）基础服务：组织开展为掌握服务对象基本情况及需求情况的基础性服务，包含：建档、入户探访、电话探访、个案服务等 （二）社会保障资源接服务：为服务对象及其家属提供涉及社会救助、就业支持、职业技能培训等的资源链接服务，在政府保障其生活、就业、医疗、教育、住房等方面的基本生存状况方面提供协助和支持 （三）个人发展服务：为服务对象提供心理情绪辅导服务、知识分享服务、技能培训服务等，促进其在态度、知识、技能等方面的成长和发展 （四）家属服务：为服务对象的照顾者提供减压互助服务、照顾技能提升服务，提高家属对服务对象的家庭和谐，改善关系家庭服务等，促进服务对象及其家属对服务对象的理解和支持 （五）社区共融服务：为服务对象居住的社区开展社交康乐服务、社区宣传服务、社区志愿服务等，促进社区居民与精神病病康复者及其家庭的互动和融合 （六）特色服务：各中心结合社区内资源情况，以及服务对象的实际需求情况，创新开展特色服务或更具探索性的深度服务

199

（续表 9-19）

政策维度	政策项目	政策建议	具体内容	对应精神综合新政策文件（穗残联〔2018〕4号文）
（三）改进服务工时机制	改进服务工时机制		建议设置直接专业服务工时与间接服务工时	附件二第二节（二）第1条：直接专业服务工时是指针对社区精神障碍者开展的服务所产生的工时，个人发展服务、家属服务等四项……应当围绕不少于400名固定资助对象链接服务、社会保障资源对象实施，且每位资助对象每年获得的直接专业服务工时不少于40个工时（含本数）
				附件二第二节（二）第2条：间接专业服务工时指除针对社区精神障碍者的服务外，面向社区居民开展的服务所产生的工时。服务内容包括社区共融服务、特色服务两项……这部分的服务工时和间接专业服务工时中。由于直接专业服务工时纳入每位入每位单位服务的对象的相比例是9：1
			建议设置辅助性服务工时定义及其专业服务工时的比例要求	附件二第二节（一）第2条：辅助性服务工时占总服务工时的4/5，辅助性服务工时应占总服务工时的1/5
				附件二第二节（二）第4条：辅助性服务工时与直接专业服务工时的比例为1：4，即专业服务工时占总服务工时的4/5
				附件二第二节（二）第4条：辅助性服务……日常会议或个案讨论等为个案会议、社区走访、培训、社区走访、月度沟通、日常会议或个案讨论等为个案非直接支援或直接支援而开展的相关工作的工时
			建议确定服务工时同服务工时比例	附件二第二节（二）第1条：直接专业服务工时……服务内容包括基础性服务、社会保障资源链接服务、个人发展服务、家属服务等四项，且占直接专
				附件二第二节（二）第2条：直接专业服务工时……服务内容包括基础性服务、个人发展服务、家属服务等四项（各区可根据实际情况制定各项服务工时比例，上下调整不超过5%）业发展服务、家属服务的比例分别为20%、20%、30%、30%
				附件二第二节（二）第2条：间接专业服务工时……服务内容包括社区共融服务、特色服务两项，且两项的比例为1：1

（续表 9-19）

政策维度	政策项目	政策建议	具体内容	对应精综新政策文件（穗残联〔2018〕4号文）
			建议确定服务工时的取值范围，包括年度总服务工时、直接服务专业工时、间接服务专业工时、辅助性服务工时等	附件二第一节（三）：中心年度最高服务工时＝每名专业人员每天工作时数（8小时）×项目配备的专业人员总数（13名）×一年的工作日总数245天＝8×13×245＝25480小时 附件二第二节（二）第1条：……年度直接专业服务工时的最低值为16000个工时（40工时×400人），最高值为18346工时×（18/25）] 附件二第二节（二）第2条：……年度间接专业服务工时的最低值为1778个工时（16000个工时/9×1），最高值为2038个工时（18346个工时/9×1）。年度直接服务与融服务与特色服务工时的最低值为889个工时[1778个工时×（1/2）]，最高值为1019个工时[2038个工时×（1/2）]。考虑到中心更接项目承接机构的第一年开展特色服务较为困难，当年的间接专业服务工时可视由社区共融服务工时组成 附件二第二节（二）第3条：……年度专业服务工时的最低值和最高值分别为17778个工时（16000个直接专业服务工时+1778个间接专业服务工时），20384个工时（18346个直接专业服务工时+2038个间接专业服务工时）， 附件二第二节（二）第4条：由于辅助性服务工时与专业服务工时的比例为1：4，年度辅助性服务工时的最低值为4444.5个工时（17778个工时/4），最高值为5096个工时（20384个工时/4） 附件二第二节（二）第5条：总服务工时是专业服务工时+间接专业服务工时（直接专业服务工时）与辅助性服务工时之和。年度总服务工时最低值为22222.5个工时（16000个工时+1778个工时+4444.5个工时），最高值为25480个工时（13名社工×245个工作日×每日8小时或18346个工时+2038个工时+5096个工时）

201

（续表 9-19）

政策维度	政策项目	政策建议	具体内容
			附件二第二节（二）附表： 对应精神综新政策文件（穗残联〔2018〕4号文）

	类别	最低值（时）	最高值（时）
	总和（100%）	16000	18346
直接专业服务工时	基础服务：占20%（各区可上下浮动5%，即所占比例不低于15%，同时不高于25%）		
	社会保障资源链接：占20%（各区可上下浮动5%，即所占比例不低于15%，同时不高于25%）		
	个人发展：占30%（各区可上下浮动5%，即所占比例不低于25%，同时不高于30%）		
	家属服务：占30%（各区可上下浮动5%，即所占比例不低于25%，同时不高于30%）		
间接专业服务工时	社区共融（50%）	889	1019
	专业（第一年：100%）	(1778)	(2038)
	特色服务（50%）	889	1019
	工时总和（100%）	1778	2038
	专业服务工时总和	17778	20384
	辅助性服务工时	4444.5	5096
	总服务工时	22222.5	25480

（续表 9-19）

政策维度	政策项目	政策建议	具体内容	对应精综新政策文件（穗残联〔2018〕4号文）
			建议调整集体性服务计算方法	附件二第二节（三）第2条：中心开展的一定数量服务对象参加的小组或活动属于一对多或多对多的集体性服务，包括每节不少于2小时的单节小组活动；专题活动，社交康乐活动，家属活动；该类活动以参加人数的多少，确定活动所需要的总工时。6—8人的单节小组计算第4个工时，9人至16人的单节小组计算第8个工时。单节小组活动所计算的工时数除以参加以小组活动的人数，就是每个服务对象参加集体活动所得的直接服务工时数
			建议建立动态调整机制	附件二第三节（三）：工时指引是按照中心服务最低期（配备13名社工，服务至400名对象）来设定的。由于中心服务量会在低服务基础上浮，按照服务对象每增加30人，就应当相应增加1名社工，服务工时量也相应增加。各区可参照下表制定具体服务的服务工时增长标准。假设在现有服务的基础上，增加30N名对象与N名社工（N为正整数），相应的服务工时标准如下所示：

类列		最低值（时）	最高值（时）
专业服务工时	直接专业服务工时（A）	A＝（400＋30N）人×40小时	B×（18/25）
	间接专业服务工时	A/9	B×（2/25）
	专业服务工时总和	A×（10/9）	B×（4/5）
辅助性服务工时		A×（5/18）	B×（1/5）
总服务工时（B）		A×（25/18）	B＝（13＋N）个社工×8小时×245天

附录1　新政策文件的制定

在贯彻落实《关于加快精神障碍社区康复服务发展的意见》（民发〔2017〕167号）、《广州市人民政府办公厅关于印发〈广州市残疾预防行动方案〉的通知》（穗府办〔2017〕41号）等文件精神的基础上，市残联充分参考本书第九章提出的"市区残联共建、社会工作行业共治、社区康复服务共享"政策建议，制定了《广州市社区精神康复综合服务中心管理办法》（穗残联〔2018〕4号文）与《广州市社区精神康复综合服务中心服务质量评估办法》（穗残联〔2019〕172号文）。本附录将结合广州市残联的相关工作推进措施，对这一精综发展新政策文件的制定过程与要点进行简要介绍。

一、政策制定背景

穗残联〔2018〕4号文与穗残联〔2019〕172号文的制定背景如下：

一是现行政策将到期，有修订的迫切性。《广州市社区精神康复综合服务中心建设方案》（穗残联〔2013〕201号）于2013年10月起正式实施，并成为过去5年精综发展的纲领性文件。但该政策于2018年10月到期，为保障广州市社区精神康复综合服务的长效开展，需要对现有政策进行修订。

二是现行政策碎片化，有整合的需求。5年来，市残联先后出台《广州市残联关于印发〈广州市社区精神康复综合服务中心场地运营建设标准（试行）〉的通知》（穗残联〔2014〕186号）、《广州市残联关于印发〈广州市社区精神康复综合服务中心业务工作用表〉的通知》（穗残联〔2014〕195号）、《广州市残联关于印发〈广州市社区精神康复综合服务中心服务质量监察评估办法〉的通知》（穗残联〔2014〕196号）、《广州市残联、广州市民政局、广州市财政局关于实施〈广州市社区精神康复综合服务中心建设方案〉的补充通知》（穗残联〔2014〕96 号），从硬件到软件，从服务到监管，都对社区精神康复综合服务中心政策进行调整、巩固、充实、提高，初步建成了广州市社区精神康复综合服务中心工作体系。为了改进政策碎片化的不足，有必要将现行的各项政策进行梳理和整合，形成更高效力的具有逻辑性、成长性的政策体系。

三是不断出现的新需要与新要求对政策修订提出了现实要求。如前所述，广州市社区康复服务体系建设仍存在一定的改善空间。在"市区残联共建"层面，市区两级监管模式、多主体合作转介机制、服务规模等方面有待改进；在"社会工作行业共治"层面，人才队伍建设、服务质量评估等方面有待加强；在"社区康复服务共享"层面，精综定位、服务内容、服务工时机制等方面有待调整。另按《关于加快精神障碍社区康复服务发展的意见》（民发〔2017〕167 号）对社区精神康复服务提出的要求：60% 以上的居家患者接受社区康复服务，基本建立家庭为基础、机构为支撑、"社会化""综合性""开放式"的精神障碍社区康复服务体系，精综政策文件有进一步调整修订的必要。

基于以上背景，广州市残联于 2017 年委托本书课题组开展广州市社区精神康复服务体系调研，总结了 2013 年至 2017 年 4 年间广州市社区精神康复综合服务的成果经验及改善空间，并提出"市区残联共建、社会工作行业共治、社区康复服务共享"的政策修订建议（具体如第九章所述）。基于这一系列政策修订建议，广州市残联于 2018 年 4 月前往各区残联进行调研，对政策修订内容进行座谈交流，并反复征求各区残联意见，最终形成了《广州市社区精神康复综合服务中心管理办法》（征求意见稿）。2018 年 9 月 4 日，在严格执行政策制定相关规程的基础上，广州市残联与市民政局、原市卫生计生委、市财政局联合发布《广州市社区精神康复综合服务中心管理办法》（穗残联〔2018〕4 号）。该政策于 2019 年 1 月 1 日起正式实施，有效期为 5 年。在穗残联〔2018〕4 号文的基础上，广州市残联于 2019 年 10 月 18 日印发《广州市社区精神康复综合服务中心服务质量评估办法》（穗残联〔2019〕172 号），自发布之日起实施，有效期为 5 年。

二、政策制定要点

穗残联〔2018〕4号文与穗残联〔2019〕172号文的要点如下：

一是扩大服务容量。穗残联〔2018〕4号文对提出了以"上不封顶，对下保底"的方式对精综进行服务扩容。每个中心的最低限的服务容量由200人增加至400人，各区可根据实际对本区中心每年的服务量进行增加。

二是增加专业人员配备。穗残联〔2018〕4号文将专业人员的配备从8人扩展至16人，适当包含社会工作岗位与行政人员岗位。同时规定中心每增加30个服务对象，需要同步增加1名专业社工。

三是提高资助标准。穗残联〔2018〕4号文将精综服务对象的资助标准由400元/人/月增加至720元/人/年，有力地保障了精综的服务经费。

四是服务内容扩展。穗残联〔2018〕4号文将精综的服务内容根据服务目标进行重新调整，确定为基础性服务、社会保障资源链接服务、个人发展服务、家属服务、社区共融服务、创新化服务与个性化服务六大板块。

五是服务阵地延伸。穗残联〔2018〕4号文对场地提出了建设分中心的要求。鼓励以盘活现有残疾人社区康复站、康园工疗站资源和争取家庭综合服务中心场地，或新设中心等做法延伸服务阵地。

六是建立医疗技术支持机制。穗残联〔2018〕4号文新增卫生计生部门为联合发文单位，要求各区确定本辖区内不少于1间的精神卫生医疗专业机构为转介枢纽开展康复转介工作并提供康复评估、技术支持等服务。

七是建立服务转介机制。穗残联〔2018〕4号文提出建立医疗机构、家庭综合服务中心和社区精神康复综合中心之间的服务对象转介机制，通过三类服务机构之间的转介，满足精神病患者不同时期的需求。同时设置设定服务更新率指标，每间精综的服务对象年更新率不低于10%。

八是完善家属服务工作机制。穗残联〔2018〕4号文新增家属服务作为重要的服务板块，同时明确以家属志愿服务作为社区精神康复综合服务的特色。

九是设置工时指引。穗残联〔2018〕4号文结合社区精神康复综合服务开展5年来的工作经验，制定工时标准设定指引。社区精神康复综合服务的工时由直接专业服务工时、间接专业服务工时与辅助性服务工时组成，有关标准和计算方式详见设定指引。

十是完善督导与监管机制。穗残联〔2018〕4 号文对精综督导和监管工作提出了更加明确的要求；穗残联〔2019〕172 号文则将进一步调整服务质量评估的各项指标、增加服务成效指标的比例，提升督导和评价工作的科学性。

三、调研成果转换

穗残联〔2018〕4 号文与穗残联〔2019〕172 号文的制定亦是本书调研成果及政策建议的转换过程，凸显了此次政策修订的科学性，如附表1－1、附表1－2 所示。

附表1－1　精综发展新政策文件（穗残联〔2018〕4 号文）
与本书调研成果及政策建议的对应关系

精综发展新政策文件（穗残联〔2018〕4 号文）	对应第九章政策建议
第一章　总则 第一条　为贯彻落实《广州市残疾预防行动方案》（穗府办〔2017〕41 号）文件精神，进一步做好我市社区精神康复服务工作，构建更加完善的社区精神康复服务体系，结合本市实际，制定本办法 第二条　本办法适用于本市行政区域内的社区精神康复综合服务中心建设、运营、管理等活动	政策制定及适用说明
第三条　本办法所称的社区精神康复综合服务中心，是指通过政府购买社会工作服务的方式，由社会工作服务机构承接运营，为辖区内有精神康复需求的对象提供康复训练、心理疏导、事前预防、危机介入、实时支援、个案跟进等专业社工服务，从个人、家庭、社区三个层面介入，坚持"加强经济保障、立足个人发展、促进家庭和谐、推动社区共融"的服务理念，保障精神障碍者生存、参与和发展权利的专业社会工作服务平台	三、社区康复服务共享 （一）明确服务理念 1. 明确精综定位

（续附表 1 - 1）

精综发展新政策文件（穗残联〔2018〕4 号文）	对应第九章政策建议
第四条　本办法所称的社区精神康复工作从业人员，是指具备相应的社区精神康复工作经验、具有社区精神康复相关专业知识和技能的从业人员 第五条　本办法所称的社会工作者包括社会工作专业人员和社会工作辅助人员。其中，社会工作专业人员，是指具备相应社会工作专业知识和技能，专门从事社会工作服务的从业人员，包括助理社会工作师、社会工作师、高级社会工作师等取得社会工作专业技术人员职业资格证书的人员；社会工作辅助人员，是指尚未取得社会工作专业技术人员职业资格证书，但已接受社会工作行业组织管理、培训的其他从业人员	二、社会工作行业共治 （一）加强人才队伍建设 1. 优化人员结构 （1）区分社会工作专业人员与辅助人员； （2）设置社区精神康复从业人员
第六条　本办法所称的社区精神康复综合服务中心项目的购买方和监督方是指区残联；服务承接方是指社会工作服务机构	定义说明
第七条　市残联、市卫生计生委、市民政局在各自的职能范围内做好中心建设与运营工作的组织领导工作，协调解决推进社区精神康复综合服务中心建设与运营过程中的各类问题 市残联负责申报市本级财政预算，制定社区精神康复综合服务中心服务、运营、监管政策；区残联负责具体开展社区精神康复综合服务中心服务实施工作，做好本区社区精神康复综合服务中心分中心的规划布局、统筹协调工作，负责申报区级财政预算，对社区精神康复综合服务中心的服务计划、服务效果、服务质量、资金使用等进行监管评价	

（续附表1－1）

精综发展新政策文件（穗残联〔2018〕4号文）	对应第九章政策建议
市、区残联应当会同市、区民政部门负责落实社区精神康复综合服务中心与镇（街）社工服务站（家庭综合服务中心）建立联动合作关系 市、区卫生计生部门负责对社区精神康复综合服务中心提供技术支持，开展医院和社区间双向康复转介工作 市、区财政局负责社区精神康复综合服务中心建设工作的资金保障	一、市区残联共建 （一）联动多元主体 1. 纵向：完善市、区两级监管模式 （1）明确市残联、区残联职责 2. 横向：建立多部门合作转介机制 （1）残联、民政、卫生健康部门合作转介
第二章　场地和人员要求 第八条　各区应当有规划、有步骤地开展社区精神康复综合服务中心建设工作，着力推进社区精神康复综合服务中心规范化、专业化、多元化发展。全市各区至少建立1个社区精神康复综合服务中心并在本地区精神障碍者密集地建立至少1个分中心 第九条　区残联应当制定本辖区社区精神康复综合服务中心发展规划，优化配置各区服务资源，根据街（镇）地域面积、精神障碍者分布、交通便利性等情况，在社区精神康复综合服务中心固定服务场地的基础上，拓展服务延伸站点，设立社区精神康复综合服务中心分中心。分中心可以单独设立，也可与镇（街）社工服务站（家庭综合服务中心）、残疾人社区康复站、康园工疗站等场地合用 第十条　各区残联可以通过新建、置换、租赁等方式，根据实际需要，多渠道解决社区精神康复综合服务中心场地需求，场地选址充分考虑危机介入的紧迫性，在精神障碍者相对集中的区域建立中心和分中心。场地建设应当符合下列要求：	一、市区残联共建 （二）完善配套建设 3. 设置分设站点 （1）在行政区内设置中心外的分站点

（续附表 1-1）

精综发展新政策文件（穗残联〔2018〕4 号文）	对应第九章政策建议
（一）场地应符合消防安全规范 （二）符合市残联制定《广州市社区精神康复综合服务中心场地运营建设标准》（附件 1）的其他要求 第十一条　社区精神康复综合服务中心新设、增设分中心，由区残联向区政府提出申请，区政府根据本地区精神障碍者的分布和服务需求情况，决定是否新设中心或增设分中心 第十二条　新设和增设社区精神康复综合服务中心和分中心的立项调研经费，社区精神康复综合服务中心场地购置、建设、装修、租赁、维护等费用纳入区级财政预算。社区精神康复综合服务中心的服务和办公设施设备由项目承接运营机构提供	
第十三条　每个社区精神康复综合服务中心工作人员不少于 16 人，其中社会工作者岗位不少于 13 人，社区精神康复工作从业人员不少于 2 人（其中可有 1 名心理学相关专业教育背景或持有心理咨询师相关职业资格证书的工作人员），行政人员岗位不多于 1 人 在社会工作者岗位人员中，社会工作专业人员不少于 11 人。社会工作辅助人员不多于 2 人 专业人员与服务对象比为 1:30，中心每增加服务对象 30 人，应当增加 1 名社会工作专业人员	二、社会工作行业共治 （一）加强人才队伍建设 1. 优化人员结构 （1）设置社会工作岗位人员、社区精神康复从业人员、行政人员； （2）区分社会工作专业人员与辅助人员； （3）每增加 30 名服务对象，增加 1 名社工

（续附表1－1）

精综发展新政策文件（穗残联〔2018〕4号文）	对应第九章政策建议
第三章　服务要求 第十四条　社区精神康复综合服务中心服务对象是广州市户籍，在本市有固定居所居住的，持有《中华人民共和国残疾人证》或纳入卫生部门《广州市精神疾病社区防治与康复信息管理系统》、公安部门《全国重性精神病人信息管理系统》管理的精神障碍者。由精神障碍者的居住地的社区精神康复综合服务中心提供服务	保留穗残联〔2013〕201号文第一章（三）规定
第十五条　社区精神康复综合服务中心针对精神障碍者的社区康复需求，以一对一、小组（不少于6名服务对象参与）、活动（不少于10名服务对象参与）的形式开展以下服务： （一）基础服务：组织开展为掌握服务对象基本情况及需求情况的基础性服务，包含：建档、入户探访、电话探访、个案服务等 （二）社会保障资源链接服务：为服务对象及其家庭提供涉及社会救助、就业支持、职业技能培训等的资源链接服务，在政府保障其生活、就业、医疗、教育、住房等方面的基本生存状况方面提供协助和支持 （三）个人发展服务：为服务对象提供心理情绪辅导服务、知识分享服务、技能培训服务等，促进其在态度、知识、技能等方面的成长和发展 （四）家属服务：为服务对象的照顾者提供减压互助服务、照顾技能提升服务、改善家庭关系服务等，促进服务对象的家庭和谐，提高家属对服务对象的理解和支持 （五）社区共融服务：为服务对象居住的社区开展社交康乐服务、社区宣传服务、社区志愿服务等，促进社区居民与精神病康复者及其家庭的互动和融合	三、社区精神康复服务共享 （二）调整服务内容 1. 调整服务内容

（续附表 1 - 1）

精综发展新政策文件（穗残联〔2018〕4号文）	对应第九章政策建议
（六）特色服务：各中心结合社区内资源情况，以及服务对象的实际需求情况，创新开展特色服务或更具探索性的深度服务	
第十六条　每个社区精神康复综合服务中心服务对象的数量不少于400名，服务对象不能与由残联部门提供经费在民办残疾人服务机构、康园工疗站服务中心接受社工服务的对象重复。各区可视本区实际，逐年增加固定服务对象数量。每个中心的服务对象年更新率不低于10%，即年度新增的服务对象人数占上一年总服务人数的比例不低于10%	一、市区残联共建（二）完善配套建设 1.进行服务扩容（1）以400人为最低限度服务容量 4.规定服务更新率（1）每年不低于10%
第十七条　市残联制定《广州市社区精神康复综合服务中心服务工时标准设定指引》（附件2），对社区精神康复服务标准和内容进行规范，各区残联结合本区实际，制定本区社区精神康复综合服务中心的总服务工时标准。总服务工时由以下工时构成：（一）直接专业服务工时：指针对服务对象开展的服务所产生的工时，应当围绕固定服务对象实施。服务内容包括基础性服务、社会保障资源链接服务、个人发展服务、家属服务等（二）间接专业服务工时：指除针对固定服务对象外，面向社区居民开展的服务所产生的工时。服务内容包括社区共融服务、特色服务等（三）辅助性服务工时：指承接社区精神康复综合服务中心开展的自我培训、社区关系协调等为直接或间接专业服务提供支援而开展的相关工作的工时	三、社区精神康复服务共享（三）改进服务机制 3.改进服务工时机制

（续附表 1 - 1）

精综发展新政策文件（穗残联〔2018〕4 号文）	对应第九章政策建议
第十八条　市区两级卫生计生部门、民政部门、残联部门共同协调推进社区精神康复服务体系的构建，建立各区的社区精神康复综合服务中心与精神卫生专业机构、镇（街）社工服务站（家庭综合服务中心）三者之间的康复转介机制 第十九条　各区应当至少签约 1 间精神卫生专业机构，作为转介枢纽，开展康复转介工作并提供康复效果评估、技术支持等服务。区残联负责和本区作为转介枢纽的精神卫生专业机构签订技术支持合同，确保康复效果评估和技术支持工作有序开展 （一）对于需要从医院或镇（街）社工服务站（家庭综合服务中心）转入社区精神康复综合服务中心的精神障碍者，由精神卫生专业机构对其进行康复评估，并向其本人或监护人提供社区康复建议及相关信息。适宜参加社区康复的患者，经其本人或监护人同意后可由精神卫生专业机构转介到其居住地的社区精神康复综合服务中心接受社区康复服务 （二）社区精神康复综合中心的服务对象接受社区康复服务后，康复状况良好，已不需要继续进行社区康复服务、可以融入社会的服务对象，可终止其在社区精神康复综合中心接受的社区康复服务，将其转入各镇（街）社工服务站（家庭综合服务中心）或回归社区。康复状况不稳定或在接受社区康复服务期间病情复发的，可通过社区精神康复综合服务中心向精神卫生专业机构快速转出 （三）精神卫生专业机构应每年不少于一次对在社区精神康复综合服务中心接受服务的服务对象进行康复效果评估	一、市区残联共建 （一）联动多元主体 2. 横向：建立多部门合作转介机制 （1）建立多部门合作转介机制； （2）建立医疗技术支持机制； （3）建立转介标准及流程

（续附表 1-1）

精综发展新政策文件（穗残联〔2018〕4 号文）	对应第九章政策建议
第四章　运营要求 第二十条　社区精神康复综合服务中心通过"政府出资、社会组织承办、全程跟踪评估"的公共服务供给方式运营。各区残联根据辖区精神障碍者的基本情况和服务需求，结合本办法的有关要求制定社区精神康复综合服务中心承办机构的准入标准、服务标准，委托政府采购代理机构编制招标文件并进行审定，按照规定和程序，采取公开招标的方式确定项目承接运营机构 第二十一条　社区精神康复综合服务中心项目政府采购服务周期最长不超过 3 年 第二十二条　社区精神康复综合服务中心项目合同按以下要求办理： （一）社区精神康复综合服务中心项目合同由区残联和项目承接机构两方签订 （二）合同应当明确购买服务的范围、目标任务、服务要求、服务期限、服务指标、资金支付方式、违约责任等内容 （三）区残联应当在合同签订之日起 15 个工作日内将有关招标采购资料送市残联存档 （四）采购服务周期内合同一年一签，每年均进行中期、末期服务质量督导评估，末期评估合格后续签合同，评估不合格则合同不予续签，区残联按照政府采购工作程序重新确定项目承接机构 第二十三条　市财政局按规定和程序将市级财政资金转移支付到区财政局；区残联根据签订合同约定分期向区财政局及时申请拨付经费，区财政局根据社区精神康复综合服务中心用款单位申请情况及时拨付经费	一、市区残联共建 （一）联动多元主体 1. 纵向：完善市区两级监管模式 （1）明确区残联职责

（续附表 1 - 1）

精综发展新政策文件（穗残联〔2018〕4 号文）	对应第九章政策建议
第五章 服务质量督导评估和业务督导要求 第二十四条 区残联应当按照市残联统一制定的项目评估规范，认真组织服务质量督导评估，发挥好评估的导向作用，确保评估公正、公平、公开。各区残联应当于每年 12 月 30 日前，将年度的社区精神康复综合服务中心的评估工作情况和评估报告报市残联 第二十五条 各区残联委托具有社区精神康复服务经验且未承接本市社区精神康复综合服务中心服务的第三方社会服务机构，由其开展本区内的社区精神康复综合服务中心业务督导和服务质量督导工作 第二十六条 社区精神康复综合服务中心服务质量督导评估每年进行两次，分别为中期和末期评估。各社区精神康复综合服务中心在年度工作量（总服务工时以及下辖的直接专业服务工时、间接专业服务工时和辅助性服务工时）完成进度达到50% 时，可以向区残联申请接受中期评估；完成进度达到100%，可以申请接受末期评估。申请时应向区残联提交书面申请和自评报告。中期评估不迟于当年 7 月底前提出申请，末期评估不迟于当年 11 月底前提出申请 第二十七条 社区精神康复综合服务中心项目评估结果分为合格、基本合格、不合格三类，评估结果作为社会工作服务机构参与后续运营社区精神康复综合服务中心项目的重要参考依据。经年度评估为合格等级的，服务周期内可以继续承接社区精神康复综合服务中心项目；经年度评估为基本合格的，区残联有权视整改情况延期拨付购买服务经费及调整下一年服务合同的经费拨付方式。经年度评估为不合格的，服务周期内可终止社	一、市区残联共建 （一）联动多元主体 1. 纵向：完善市区两级监管模式 （1）明确市残联、区残联职责 二、社会工作行业共治 （二）改良服务质量评估

（续附表 1–1）

精综发展新政策文件（穗残联〔2018〕4 号文）	对应第九章政策建议
区精神康复综合服务中心项目合同，并应当按照政府购买服务合同的有关约定承担相应责任 第二十八条　社区精神康复综合服务中心项目承接机构有以下情形的，区残联应按合同约定即时中止与其的服务协议，并将有关情况报本区政府采购监督部门，依法处理： （一）通过提供虚假服务、伪造服务资料等手段骗取服务经费的 （二）服务质量督导评估中期或末期评价不合格的 （三）服务周期内收到区残联发出的《服务质量问题整改通知》累计三次的 （四）一个服务年度内未按服务协议提供服务被扣减服务经费的	
第六章　经费保障和资产管理要求 第二十九条　社区精神康复综合服务中心经费由购买服务经费、业务督导经费和服务质量督导评估经费三部分构成： （一）购买服务经费，包括人员费用、专业支持费用、专业服务和活动费用、日常办公费用、康复评估费用、其他费用等 社区精神康复综合服务中心每接收一个服务对象按 720 元/月的标准安排精神障碍者社区精神康复综合服务经费，每个中心服务容量不少于 400 名服务对象，每年为接收的服务对象提供 12 个月的服务。各区按照本区社区精神康复综合服务中心服务的人数和服务时长编制预算，所需资金由市、区按财政体制分担 （二）各区财政部门每年按照上年市区两级投入的本项目购买服务经费实际支出的 5% 测算业务督导	一、市区残联共建 （二）完善配套措施 2. 保障服务资金 （1）资助标准提升为 720 元/人/月 二、社会工作行业共治 （一）加强人才队伍建设 2. 提升人员薪酬 （1）资助标准提升后，人员经费亦提升； （2）其余均为行政性规定

（续附表1-1）

精综发展新政策文件（穗残联〔2018〕4号文）	对应第九章政策建议
和服务质量督导经费控制数，并按照"以事定费"的原则核定本级业务督导和服务质量督导经费，在各区精神病防治康复经费中统筹安排 第三十条 购买服务资金当年拨付。区残联和项目承接机构当年结算，当年清算；市残联会同市财政局与区级财政在次年1月30日前对上一年度的购买服务资助金进行清算。合同期内社区精神康复综合服务中心购买服务经费支付和清算方式如下： （一）第一笔社区精神康复综合服务中心政府购买服务经费在合同签订生效之日起30个工作日内拨付，额度为年度购买服务经费总额的55% （二）第二笔社区精神康复综合服务中心政府购买服务经费在年度中期服务质量督导评估合格后30个工作日内拨付，额度为年度购买服务经费总额的25%。中期评估结果为基本合格的，项目承接机构根据评估意见进行整改，区残联认可整改结果后，在15个工作日内拨付相应的购买服务经费；区残联不认可整改结果的，第二笔购买服务经费暂缓支付，直至项目承接机构完成整改后才予以支付；中期评估评估结果为不合格的，购买服务经费不予支付并终止合同 （三）第三笔社区精神康复综合服务中心政府购买服务经费在年度末期服务质量督导评估合格后至当年12月10日前拨付，额度为年度购买服务经费总额的20%。末期评估结果为基本合格的，项目承接机构根据评估意见进行整改，区残联认可整改结果后，在当年拨付剩余购买服务经费；区残联不认可整改结果的，第三笔购买服务经费暂缓支付，直至项目承接机构完成整改后才予以支付；末期评估结果为不合格的，剩余购买服务经费不予支付并终止合同	

（续附表 1 - 1）

精综发展新政策文件（穗残联〔2018〕4 号文）	对应第九章政策建议
（四）项目承接机构未按照合同在中期评估和末期评估前完成相应的工时，应当把其未完成的工时按照当年经费总额除以总工时时数乘以所欠工时数折算出清算额，分别在第二笔和第三笔购买服务经费中进行扣减。项目承接机构工时的完成情况应按直接专业服务工时、间接专业服务工时和辅助性服务工时进行分类统计，不同种类的工时不能互为抵扣。各项工时应当按时达到年度工时标准要求才能支付全款	
第三十一条　社区精神康复综合服务中心购买服务经费的使用应当符合下列要求： （一）社区精神康复综合服务中心人员费用及服务质量保障费用应当不低于项目经费总额的 85%，项目承接机构运营管理费用应当不高于项目经费总额的 15% （二）社区精神康复综合服务中心人员费用包括：工资、奖金、五险一金和个人所得税。预算和支出应当不高于项目经费总额的 65%，并建立合理的人员薪酬调节机制 （三）社区精神康复综合服务中心服务质量保障费用包括：委托精神卫生专业机构提供技术支持和为服务对象进行康复评估的费用；外聘督导、本机构督导的岗位补贴、社工交流学习、专业提升等专业支持费用；服务和活动产生的物料、交通、误餐、组织义工等专业服务和活动费用；设备设施、办公耗材、保洁、安保、水电、物业管理、交通等费用。其中委托精神卫生专业机构提供技术支持和为服务对象进行康复评估的费用不低于项目经费总额的 2% （四）项目承接机构运营管理费用包括：运营费、发展储备费、风险费、中标费、相关税费等	二、社会工作行业共治 （一）加强人才队伍建设 2. 提升人员薪酬； （1）设置 65% 的人员经费比例； （2）设置合理的人员薪酬调节机制

（续附表1-1）

精综发展新政策文件（穗残联〔2018〕4号文）	对应第九章政策建议
第三十二条　社区精神康复综合服务中心应当建立完善的服务档案保管制度，项目承接机构退出社区精神康复综合服务中心项目时，应当于退出之日起的30个工作日内及时向区残联移交服务档案（含个案、小组、社区服务、家访电访、服务对象建档、服务需求调研等与服务相关的档案资料），并列明移交资料清单和签订移交协议书，由区残联转交下一任机构使用 社区精神康复综合服务中心应当建立完善的财务管理制度，会计档案应当由项目承接机构长期保留 评估机构对社区精神康复综合服务中心项目进行评估，与评估相关的服务及财务资料应当保存5年以上，以配合残联、财政、审计等部门检查	行政性规定
第七章　附则 第三十三条　本办法自2019年1月1日起实施，有效期5年。2018年10月26日至2018年12月31日所涉的经费仍按《广州市社区精神康复综合服务中心建设方案》（穗残联〔2013〕201号）执行	政策适用范围说明
附件1　广州市社区精神康复综合服务中心场地运营建设标准 为确保社区精神康复综合服务中心专业服务的有序开展，保障服务使用者的权益，制定本标准 一、中心基本设施 中心场地应按照以下要求做好基本设施的建设工作，鼓励中心在完全满足建设要求的基础上，结合服务使用者的心理需求，对中心进行相应的装潢设计	基本保留穗残联〔2014〕186号文规定

（续附表 1 – 1）

精综发展新政策文件（穗残联〔2018〕4 号文）	对应第九章政策建议
（一）服务设施 1. 设置个案工作室至少 1 间，不低于 10 平方米，配置沙发、凳台、求助铃、纸巾筒等设施，尖角位应当要使用防撞角，环境布置体现温馨和谐氛围，保障良好隔音效果 2. 设置小组工作室不低于 30 平方米，配置可移动桌椅等基本服务设施，尖角位应当要使用防撞角 3. 设置多功能活动室不低于 40 平方米，配置可移动桌椅、多媒体、音响、投影仪等服务设备 （二）办公设施：有单独隔间的职员办公室，按照服务协议规定的职员人数配备相应的办公桌椅、电脑。职员办公室应配备相应办公设备和固定电话 （三）档案存储设施：配置带锁的档案柜，有条件的中心可设置档案室，档案（柜）室有相应的管理人员和管理制度 （四）消防设施：符合《公共场所消防安全管理规定》，按照规定配置消防设施和消防器材，设置消防安全标志，有检修维护制度；设有紧急疏散通道、安全出口畅通，并设置符合国家规定的消防安全疏散标志 （五）无障碍设施：在中心出入口、各功能室入口、厕所入口设置无障碍通道，有条件的中心应设置无障碍厕所 （六）安全设施：服务场地和设施有防跌、防滑、防止自残自伤的设置。每个场室都应当要公开标示逃生路线图 （七）职业康复能力训练设施：有条件的中心应设置专门的职业康复能力训练场地，有相应的管理人员和管理制度。有关场地设置带锁的门，训练用具应当有清洁保养制度；刀具、食物料理机、电热水器、炉具等有潜在危险的训练用具应当有醒目警示标记，有相应的管理人员和管理制度；做	

（续附表 1 - 1）

精综发展新政策文件（穗残联〔2018〕4 号文）	对应第九章政策建议
好去水、防滑、通风、防腐、防尘、防蝇、防鼠、防虫、洗涤设计以及设置处理废水、存放垃圾和废弃物的设施 二、中心指示标识 （一）在中心门口显眼位置安放中心别称铭牌，中心内部应安放中心名称铭牌 （二）在中心外墙或室内设置活动宣传栏张贴中心提供的常规服务及新开展活动的相关信息，至少每个季度更换一次宣传栏内容 （三）应当在中心门口区域设置咨询接待处，配备电话，并提供服务内容宣传单张及服务申请表格等资料 （四）信息上墙：以下各种信息应当在中心内显著位置上墙公示 1. 中心组织架构图 2. 中心工作人员照片及职责分工简介 3. 中心开放时间 4. 各类场地使用规则 5. 中心服务号码 6. 服务使用者投诉渠道 三、分中心可以结合原有设施和开展社区精神康复综合服务的类型，结合服务使用者的心理需求，参照主场地的设施要求，进行相应的布置	
附件2　广州市社区精神康复综合服务中心服务工时标准设定指引 　　为加强我市社区精神康复综合服务中心（以下简称"中心"）的服务工时管理，规范中心服务标准，特制订本指引	政策制定说明

（续附表 1-1）

精综发展新政策文件（穗残联〔2018〕4号文）	对应第九章政策建议
一、工时计算的依据和标准 （一）劳动和社会保障部 2008 年 1 月 3 日发布《关于职工全年月平均工作时间和工资折算问题的通知》，年工作日为 245 天；其计算方法一年工作日：365 天 - 104 天（休息日）-11 天（法定节假日）-5 天（年假）=245 天（原则上社工具体年休假依法按实际工龄计算，但为规范服务工时，考虑到中心社工的平均工龄为 3.65 年，绝大部分在 10 年以内，故服务工时计算的人均年假暂按 5 天计算） （二）根据 1995 年 3 月 25 日《国务院关于修改〈国务院关于职工工作时间的规定〉的决定》规定，自 1995 年 5 月 1 日起实行职工每周工作 5 天、40 小时工作周制度 （三）中心年度最高总服务工时 = 每名专业人员每天工作时数（8 小时）×项目配备的专业人员总数（13 名）×一年的工作日总数 245 天 = 8 × 13 × 245 = 25480 小时	三、社区康复服务共享 （三）改进服务机制 1. 改进服务工时机制 （1）确定年度总服务工时最高值
二、工时制定指引 （一）工时组成与比例 1. 总服务工时由专业服务工时和辅助性服务工时构成。其中，专业服务工时包括直接专业服务工时和间接专业服务工时 2. 辅助性服务工时与专业服务工时的比例为 1∶4，即专业服务工时占总服务工时的 4/5，辅助性服务工时应占总服务工时的 1/5 3. 专业服务工时中的直接专业服务工时和间接专业服务工时的比例为 9∶1，即直接专业服务工时占专业服务工时的 9/10，占总服务工时的 18/25；间接专业服务工时占专业服务工时的 1/10，占总服务工时的 2/25	三、社区康复服务共享 （三）改进服务机制 1. 改进服务工时机制 （1）设置直接专业服务工时和间接专业服务工时； （2）设置辅助性服务工时与专业服务比例

（续附表1－1）

精综发展新政策文件（穗残联〔2018〕4号文）	对应第九章政策建议
（二）工时内容与取值范围 1. 直接专业服务工时是指针对社区精神障碍者开展的服务所产生的工时，服务内容包括基础性服务、社会保障资源链接服务、个人发展服务、家属服务等四项，且占直接专业服务工时的比例分别为20%、20%、30%、30%（各区可根据实际情况制定各项比例，上下调整不超过5%）。应当围绕不少于400名固定资助对象实施，且每位资助对象每年获得的直接专业服务工时不少于40个工时（含本数）。中心可根据每位服务对象的实际需求情况制定服务方案，确定其所能够获得的直接专业服务工时。年度直接专业服务工时的最低值为16000个工时（40个工时×400人），最高值为18346个工时〔中心年度最高总服务工时25480个工时×（18/25）〕 2. 间接专业服务工时指除针对社区精神障碍者的服务外，面向社区居民开展的服务所产生的工时。服务内容包括社区共融服务、特色服务两项，且两项的比例为1∶1。这部分的服务工时不纳入每位资助对象的工时计算中。由于直接专业服务工时和间接专业服务工时的比例是9∶1，年度间接专业服务工时的最低值为1778个工时（16000个工时/9×1），最高值为2038个工时（18346个工时/9×1）。年度社区共融服务与特色服务工时的最低值为889个工时〔1778个工时×（1/2）〕，最高值为1019个工时〔2038个工时×（1/2）〕。考虑到中心更换项目承接机构后的第一年开展特色服务较为困难，当年的间接专业服务工时可均由社区共融服务工时组成 3. 专业服务工时是直接专业服务工时与间接专业服务工时之和。由年度直接专业服务工时与间接专	三、社区康复服务共享 （三）改进服务机制 1. 改进服务工时机制 （1）设置辅助性服务工时定义； （2）确定不同服务的工时比例； （3）确定服务工时的取值范围

（续附表 1 - 1）

精综发展新政策文件（穗残联〔2018〕4 号文）	对应第九章政策建议
业服务工时的最低值、最高值可知：年度专业服务工时的最低值和最高值分别为 17778 个工时（16000 个直接专业服务工时 + 1778 个间接专业服务工时），20384 个工时（18346 个直接专业服务工时 + 2038 个间接专业工时） 4. 辅助性服务工时指督导、培训、社区走访、月度沟通、日常会议或个案讨论等为直接或间接专业服务提供支援而开展的相关工作的工时。由于辅助性服务工时与专业服务工时的比例为 1：4，年度辅助性服务工时的最低值为 4444.5 个工时（17778 个工时/4），最高值为 5096 个工时（20384 个工时/4） 5. 总服务工时是专业服务工时（直接专业服务工时 + 间接专业服务工时）与辅助性服务工时之和。年度总服务工时最低值为 22222.5 个工时（16000 个工时 + 1778 个工时 + 4444.5 个工时），最高值为 25480 个工时（13 名社工×245 个工作日×每日 8 小时或 18346 个工时 + 2038 个工时 + 5096 个工时） 　　具体如下表所示：	

类别		最低值（时）	最高值（时）	备注
专业服务工时	直接专业服务工时	总和（100%）16000	18346	1. 直接专业服务工时围绕 400 名固定资助对象实施，每位资助对象每年获得的服务工时不少于 40 个
		基础服务：占 20%（各区可上下浮动 5%，即所占比例不低于 15%，同时不高于 25%）		

（续附表1-1）

精综发展新政策文件（穗残联〔2018〕4号文）				对应第九章政策建议
	社会保障资源链接：占20%（各区可上下浮动5%，即所占比例不低于15%，同时不高于25%） 个人发展：占30%（各区可上下浮动5%，即所占比例不低于25%，同时不高于30%） 家属服务：占30%（各区可上下浮动5%，即所占比例不低于25%，同时不高于30%）			2. 基础性服务、社会保障资源链接服务、个人发展服务、家属服务等四项，且占直接专业服务工时的比例分别为20%、20%、30%、30%（各区可根据实际情况制定各项比例，上下调整不超过5%）
间接专业服务工时	社区共融（50%）（第一年：100%）	889（1778）	1019（2038）	1. 直接专业服务工时与间接专业服务工时的比例为9:1 2. 社区共融服务与特色服务的工时比例为1:1 3. 中心更换项目承接机构后的第一年无需开展特色服务，当年间接专业服务工时均由社区共融服务工时组成
	特色服务（50%）	889	1019	
	总和（100%）	1778	2038	

（续附表 1-1）

精综发展新政策文件（穗残联〔2018〕4号文）			对应第九章政策建议
专业服务工时总和	17778	20384	专业服务工时是直接专业服务工时与间接专业服务工时之和	
辅助性服务工时	4444.5	5096	辅助性服务工时与专业服务工时的比例为1∶4，占总服务工时的比例为1/5	
总服务工时	22222.5	25480	总服务工时是专业服务工时与辅助性服务工时之和	

（三）服务对象获得工时的计算方法 1. 社工与服务对象一对一直接服务工时的计算 中心面向服务对象开展的建档、探访、个案服务属于一对一的直接服务。其中需要入户的服务，单次投入服务的社工不超过2人，并按照资助对象实际接受服务时间的2倍计算，纳入其个人工时计算范畴。例如：入户探访属于需要入户的服务，每次投入2个社工。假设2个社工为服务对象提供了1个小时的探访服务，则可以按照1个小时的2倍，即2个小时计算该服务对象当次获得的服务工时。不需要入户的服务应按照资助对象个人接受服务的时间据实计算，不以中心投入人力资源的工时计算。例如：电话探访属于不需要入户的服务，假设2个社工为服务对象提供了2个小时的电话探访服务，则应按照服务对象实际接受的2个小时计算该服务对象当次获得的服务工时。建档、探访、个案服务具体单次服务工时由各区自定。	三、社区康复服务共享 （三）改进服务机制 1. 改进服务工时机制 （1）调整集体性服务计算方法

226

（续附表1－1）

精综发展新政策文件（穗残联〔2018〕4 号文）	对应第九章政策建议
2. 社工与服务对象一对多或多对多的集体性直接服务的工时 中心开展的一定数量服务对象参加的小组或活动属于一对多或多对多的集体性直接服务，包括每节不少于 2 小时的单节小组活动：专题小组活动、社交康乐活动、家属活动；该类活动以参加人数的多少，确定活动所需要的总工时。6—8 人的单节小组计算 4 个工时，9 人至 16 人的单节小组计算 8 个工时。单节小组活动所计算的工时数除以参加小组活动的人数，就是每个服务对象参加集体活动所得的直接服务工时数 （四）间接服务工时的计算方法 1. 社区共融服务：每年组织大型社区宣传活动和社区共融活动。10—49 人的活动工时数确定为 8 个工时，50—99 人的确定为 40 个工时，100 人及以上的确定为 50 个小时 2. 特色服务：各区可根据实际情况制定特色服务的工时计算方法	
（五）辅助性服务工时的计算方法 辅助性服务工时以社会工作人员的服务时数进行计算。例如：每次月度沟通投入 2 个社工，2 个社工共同开展了 1 个小时的月度沟通，即应按 2 个社工，每个社工 1 个小时，合计 2 个小时列入辅助性服务工时的计算范畴。各项辅助性服务的计算标准如下表所示，其中关于次数、人数与单人时数的规定均为最低标准。各区可参照表中规定，在最低标准的基础上，制定符合本区实际情况的辅助性服务工时计算标准 　　具体如下表所示：	此处为市残联另行制定

（续附表 1 – 1）

精综发展新政策文件（穗残联〔2018〕4 号文）					对应第九章政策建议
类型	说明	次数	人数	单人时数	合计	
社区走访	指走访、发掘社区资源和相关部门等工作	每月不少于 4 次	每次不少于 2 人	每人每次不少于 4 小时	每年不少于 384 小时（12 月×4 次×2 人×4 小时）	
月度沟通	指与区残联等相关方进行沟通	每月不少于 1 次	每次不少于 2 人	每人每次不少于 3 小时	每年不少于 72 小时（12 月×1 次×2 人×3 小时）	
督导	指由中心项目承接机构聘请未在本市承接社区精神康复综合服务的第三方社会服务机构或未在上述机构中供职的个人为本中心所开展的内部督导工作	—	13 名社工	每人每年不少于 60 小时	每年不少于 780 小时（13 名×60 小时）	
培训	指为社工开展的培训工作	每月不少于 1 次	每次 13 名社工	每人每月不少于 8 小时	每年不少于 1248 小时（13 名×8 小时×12 月）	
日常会议或个案讨论	指月度工作例会或为进行个案管理开展的讨论会议等	每月不少于 1 次	每次 13 名社工	每人每月不少于 6 小时	每年不少于 936 小时（13 名×6 小时×12 月）	

（续附表 1－1）

精综发展新政策文件（穗残联〔2018〕4 号文）	对应第九章政策建议
三、工时设定原则 （一）适度合理原则：设定的年度服务总工时应符合实际，根据中心当年的服务量，经费投入、服务需求和机构投入的人力等因素，综合考量设定，避免指标服务工时设置过高而影响服务 （二）合理调整原则：设定工时量时，可以结合各自实际，在工时设定低限基础上对工时设置标准进行微调，工时指引明确为各区自行设定的工时标准，由各区自行裁量决定标准 （三）按需增长原则：工时指引是按照中心服务最低期（配备 13 名社工，服务至 400 名对象）来设定的。由于中心服务量会在低限基础上上浮，按照服务对象每增加 30 人，就应当增加 1 名社工，服务工时量也应相应增加。各区可参照下表制定具体的服务工时增长标准。假设在现有服务的基础上，增加 30N 名对象与 N 名社工（N 为正整数），相应的服务工时标准如下所示：	

类别		最低值（时）	最高值（时）
专业服务工时	直接专业服务工时（A）	A＝（400＋30N）人×40 小时	B×（18/25）
	间接专业服务工时	A/9	B×（2/25）
	B×（4/5）	专业服务工时总和	A×（10/9）
辅助性服务工时		A×（5/18）	B×（1/5）
总服务工时（B）		A×（25/18）	B＝（13＋N）个社工×8 小时×245 天

（续附表 1-1）

精综发展新政策文件（穗残联〔2018〕4号文）	对应第九章政策建议
以增加30名（即 N=1）对象，1名社工为例，调整后的服务工时标准如下，依次类推： 表内容见下	三、社区康复服务共享 （三）改进服务机制 1. 改进服务工时机制 （1）建议建立动态调整机制

以增加30名（即 N=1）对象，1名社工为例，调整后的服务工时标准如下，依次类推：

类别		最低值（时）	最高值（时）
专业服务工时	直接专业服务工时	17200	19757
	间接专业服务工时	1911	2195
	专业服务工时总和	19111	21952
辅助性服务工时		4778	5448
总服务工时		23889	27440

附表 1-2　精综发展新评估文件（穗残联〔2019〕172号文）
与本书调研成果及政策建议的对应关系

精综发展新评估文件（穗残联〔2019〕172号文）	对应第九章政策建议
第八条　评估指标体系 评估指标体系由基本设置、运营管理能力、项目运作状况、项目产出、项目成效、经费使用以及财务管理状况6大部分组成。各指标按实际得分汇总，满分为100分。评估指标体系依据承接机构的承接年限进行调整，以适应项目不同的发展阶段 中心更换承接机构后第一年，服务质量工作遵照的检查评估指标体系由基本设置、运营管理能力、项目运作状况、项目产出、项目成效、经费使用以及财务管理状况6个一级指标、14个二级指标、19个三级指标组成。各项指标分值百分比如下：	二、社会工作行业共治 （二）改良服务质量评估 1. 修改评估指标 （1）增加服务、成效、特色服务得分

（续附表1-2）

精综发展新评估文件（穗残联〔2019〕172号文）		对应第九章政策建议
一级指标	二级指标	
基本设置 （10%）	硬件（4.5%）	
	软件（5.5%）	
运营管理能力 （10%）	运营资质（1%）	
	架构（2%）	
	规章制度（2%）	
	沟通机制（2%）	
	迎检工作情况（3%）	
项目运作状况 （20%）	项目设计（6%）	
	项目记录（6%）	
	专业性运用（8%）	
项目产出（34%）	服务产出指标的完成（34%）	
项目成效（14%）	服务成效指标的完成（14%）	
经费使用及财务 管理状况（12%）	财务管理（7%）	
	经费管理（5%）	

其他服务年度的服务质量工作遵照的检查评估指标体系由基本设置、运营管理能力、项目运作状况、项目产出、项目成效、经费使用以及财务管理状况6个一级指标、15个二级指标、20个三级指标组成。各项指标分值百分比如下：

一级指标	二级指标
基本设置（10%）	硬件（4.5%）
	软件（5.5%）
运营管理能力（10%）	运营资质（1%）
	架构（2%）
	规章制度（2%）
	沟通机制（2%）
	迎检工作情况（3%）

（续附表 1 - 2）

精综发展新评估文件（穗残联〔2019〕172 号文）		对应第九章政策建议
一级指标	二级指标	
项目运作状况（20%）	项目设计（6%）	
	项目记录（6%）	
	专业性运用（8%）	
项目产出（14%）	服务产出指标的完成（14%）	
项目成效（34%）	服务成效指标的完成（24%）	
	特色服务项目的完成（3%）	
	康复效果评价（7%）	
经费使用及财务管理状况（12%）	财务管理（7%）	
	经费管理（5%）	
基本设置一级指标，主要反映中心的硬件设置和软件配置情况 运营管理能力一级指标，主要考察中心的承接机构是否符合承接资格，是否具有完备的架构、规章制度、沟通机制 项目运作状况一级指标，主要评估中心的项目进度，以及项目记录的完备性、真实性和专业性运用 项目产出一级指标，主要考察中心的指标完成情况 经费使用以及财务管理状况一级指标，主要考察财务管理的合法性、规范性和经费管理的合理性		
附件 3 - 2：广州市社区精神康复综合服务中心服务质量指标评估标准及检查办法（1） 第四部分 项目成效（14 分） 检查方法：与服务对象面谈、满意度问卷调查、查看资料、与服务购买方访谈 1. 整体目标实现情况（10 分） 指标内容：本指标评估项目在整体目标上的达致情况 检查内容及评分标准：		二、社会工作行业共治 （二）改良服务质量评估 2. 制定成效指标

（续附表1-2）

精综发展新评估文件（穗残联〔2019〕172号文）			对应第九章政策建议
检查内容	评分内容	评分标准	
基础性服务(建档、入户探访、电话探访、站点面谈等)的执行效果	效度： 好□ 中□ 差□	根据与服务对象、服务人员面谈和查看相关文书记录的情况综合评分。其中，探访、面谈有完整清晰的记录，档案能全面准确地反映服务对象情况、评估服务对象需求、筛选出目标群体，且能及时更新、对服务对象的情况进行持续跟踪 好：1.4—2分　中：0.7—1.3分 差：0—0.6分	
服务对象经济状况得到改进或解决程度	对经济状况跟踪了解的务的执行效度： 好□ 中□ 差□	根据与服务对象、服务人员面谈和查看相关文书记录的情况综合评分 好（50%以上的服务对象达到预期成效，机构可根据实际情况介绍并提供该项成效指标的评估方法及具体达致程度，包括但不限于以下成效：经济状况得到改善，能够获取救助资源，或得到就业支持，或习得相关就业技能等预期成效）：1.4—2分 中（40%—50%的服务对象达到经济状况达到预期成效）：0.7—1.3分 差（不足40%的服务对象达到预期成效）：0—0.6分	
针对精神康复个案制订切合病者需求适定的服务方案及其展开执行效果	精康的发展需求适定的服务方案其执行效度： 好□ 中□ 差□	根据与服务对象、服务人员面谈和查看相关文书记录的情况综合评分 好（50%以上的服务对象达到预期成效，机构可根据实际情况介绍并提供该项成效指标的评估方法及具体达致程度，包括但不限于以下成效：情绪有所改善，或习得非就业的其他技能，或自我认知和自我提升意识增强等预期成效）：1.4—2分 中（40%—50%的服务对象达到预期成效）：0.7—1.3分 差（不足40%的服务对象达到预期成效）：0—0.6分	

（续附表 1-2）

精综发展新评估文件（穗残联〔2019〕172 号文）			对应第九章政策建议
检查内容	评分内容	评分标准	
针对精神康复者家庭的服务及其执行效果	效度： 好□ 中□ 差□	根据与服务对象、服务人员面谈和查看相关文书记录的情况综合评分 好（50% 以上的照顾者达到预期成效，机构可根据实际情况介绍并提供该项成效指标的评估方法及具体达致程度，包括但不限于以下成效：照顾者压力有所缓解，或习得相关减压技巧，习得相关照顾技巧或照顾能力有所提升，家庭关系得到改善等预期成效）：1.4—2 分 中（40%—50% 的照顾者达到预期成效）：0.7—1.3 分 差（不足 40% 的照顾者达到预期成效）：0—0.6 分	
在社区共融方面的执行效果	效度： 好□ 中□ 差□	根据与服务对象、服务人员面谈和查看相关文书记录的情况综合评分 好（50% 的参与者达到预期成效，机构可根据实际情况介绍并提供该项成效指标的评估方法及具体达致程度，包括但不限于以下成效：对精神康复者的情况认识有所提高，或吸引到参与者报名参加义工活动等预期成效）：1.4—2 分 中（30%—50% 的参与者达到预期成效）：0.7—1.3 分 差（不足 30% 的参与者达到预期成效）：0—0.6 分	
备注：提供成功的案例分享、个案结案检讨报告、小组总结报告，供评估组抽查			

附录2　重要政策文件

市残联、市民政局、市财政局关于印发
《广州市社区精神康复综合服务中心建设方案》
的通知

（穗残联〔2013〕201号）

各区（县级市）残联、民政局、财政局：

为进一步做好我市精神残疾人社区康复工作，加大精神残疾人社区服务机构的建设力度，现将《广州市社区精神康复综合服务中心建设方案》印发给你们，请结合本地实际，认真贯彻执行。

广州市残疾人联合会
广州市民政局
广州市财政局
2013年10月21日

广州市社区精神康复综合服务中心建设方案

为贯彻落实《中共广州市委广州市人民政府关于推进民生幸福工程的实施意见》（穗字〔2012〕15号），从2013年起，全市分步骤开展广州市社区精神康复综合服务中心（下称"中心"）建设工作。中心的建设是构建我市残疾人康复服务和保障体系的重要内容。为做好中心的建设工

作，特制定如下工作方案。

一、工作目标

（一）中心建设目的

为社区内有精神康复需要的对象提供社区康复训练、心理疏导、事前预防、危机介入、实时支援、个案跟进服务，建立社区精神康复服务网络，填补社区精神康复服务的空白，对接现有精神疾病防控体系，增加社区精神康复服务资源。

（二）中心建设的时间要求

2013—2014 年分两年在全市建立 13 个精神康复综合服务中心（白云区 2 个，其余各区县各 1 个）。2013 年，建成 3 个中心并投入服务。2014年建成 10 个中心并投入服务。2015 年后根据各地精神康复服务实际情况，按需报市政府批准建设。

（三）中心的服务内容

中心采用社会工作的方法开展业务，面向具有广州市户籍的持有《中华人民共和国残疾人证》或纳入卫生部门《广州市精神疾病社区防治与康复信息管理系统》、公安部门《全国重性精神病人信息管理系统》管理的精神残疾人和精神病康复者提供社会能力适应训练服务；为上述精神病患者或康复者家庭提供心理疏导、危机介入支援性服务；为社区内有明显精神病症状的对象提供咨询、转介、危机介入支援性服务。

二、中心建设的要求

（一）中心通过"政府出资购买、社会组织承办、全程跟踪评估"的公共服务供给方式运营。由有服务经验的民办社会服务机构承接运营，以精神病人和精神病康复者群体的服务为核心，提供含咨询、转介、辅导、个案、危机介入"一站式"综合精神康复服务。

（二）中心具备为所在区（县级市）不少于 200 个精神残疾人或精神病康复者提供支援服务的能力。承接服务运营的民办社会工作服务机构须配备相应的工作人员。工作人员应不少于 8 人，总数的 2/3 以上为社会服务领域相关专业人员、1 /2 以上为社会工作专业人员，应持有国家认可

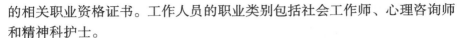

的相关职业资格证书。工作人员的职业类别包括社会工作师、心理咨询师和精神科护士。

（三）市残联委托第三方机构对中心进行业务督导和服务质量监察。

（四）承接中心的社会工作服务项目，纳入政府采购管理范畴，由市残联通过公开招标确定承接运营的民办社会工作服务机构。

三、工作措施

（一）确定中心选址

各区（县级市）残联结合当地实际，充分考虑危机介入的紧迫性，在精神病人或精神病康复者相对集中居住的街镇选址建立中心。确定选址之后，区（县级市）残联以每个中心作为一个独立项目的形式报市残联审定。市残联按照成熟一个建设一个的原则，推进建设工作。

（二）落实中心场地

中心场地由各区（县级市）残联落实。中心的场地应独立设置，首选所在社区闲置独立的公建配套用房，有条件的区（县级市）可以自行协调落实场地。中心场地面积应能满足中心的日常服务需要。

（三）确定服务机构

市残联在审定中心运营方案后，通过公开招标确定承接社区精神康复综合的定点服务机构。区（县级市）残联结合各自的工作实际，在定点服务机构中选定承接本地社区精神康复综合的服务机构。

（四）合约签订

1. 由市残联与区（县级市）残联及其选定的承接服务机构签订三方合约，市残联为合约组织实施的业务督导和服务质量监察方，区（县级市）残联为政府购买社会服务的服务购买方和管理方，服务机构为服务提供方。

2. 中心的合约以三年为一个周期，周期内每年一签，每年均进行末期评估，年终评估合格后续签，评估不合格的不予续签，按照政府采购工作程序重新确定运营机构；三年期满之后按照政府采购工作程序重新确定运营机构。

（五）建立工作和服务质量监察机制

市残联制定《广州市社区精神康复综合服务中心服务质量标准（试

行）》，区（县级市）残联据此对区域内的中心进行管理；制定《广州市社区精神康复综合服务中心资助及服务协议（试行）》，明确实行购买服务和项目管理的具体规定及要求。服务质量监察工作由市残联具体负责，委托符合资质的第三方社会服务专业机构进行。服务质量监察工作每年进行两次，分别在年度中期和年度末期进行。

四、经费保障

（一）购买服务经费

购买服务经费分为基本运营服务经费和绩效运营服务经费两部分。2013—2014 年，每接收一个服务对象按 400 元/月的标准安排精神残疾人精神康复服务经费，每个中心服务容量低限标准为 100 人，上限为 200 人，每年为接收的服务对象提供 12 个月的服务。2015 年后视财政承受能力逐步提高标准。

基本运营服务经费的标准：按照中心为 100 个服务对象提供 12 个月服务所需服务经费的总额拨付基本运营服务经费，以保障每个中心基本运作。

绩效运营服务经费的标准：每个中心超过服务容量低限标准接收服务对象的，按照超过低限标准的人数和服务时间，按照 400 元/人/月的标准，据实安排安排精神康复服务经费，保证中心常态化、专业化运作。

上述两项经费由市与区（县级市）两级财政共同承担：市本级财政与越秀、海珠、荔湾、白云区按 5：5 比例负担；与天河、黄埔、番禺、花都区按 4：6 比例负担；与从化市按 8：2 比例负担；与增城市按 6：4 比例负担；南沙、萝岗区由区全额负担，纳入市和区（县级市）年度财政预算安排。

购买服务经费市本级财政负担部分通过转移支付到各区（县级市），各区（县级市）财政按比例配套资金，并按照合同规定直接支付到中标服务机构。购买服务资金当年拨付，当年结算，每年 1 月 30 日前对上一年的购买服务资金清算，基本运营服务经费超支不补，结余留用，绩效运营服务经费按实际进行清算。

购买服务经费的支出用途为：

1. 人员开支（工资、奖金、五险一金和以上支出引致的税费等）；

2. 专业支持（包括聘请督导费用、社工入职培训和其他专业培训费用等）；

3. 开展专业服务和活动费用（包括服务和活动产生的物料、交通、误餐、组织义工等费用）；

4. 日常办公费用（包括办公耗材、保洁、安保、水电、场地维护等）；

5. 其他杂费（包括中标费用、机构年度相关税费等）

（二）设施经费

按照每个中心一次性 25 万元的标准安排设施经费。设施经费可用于中心购置服务设备、服务设施和必要的装修项目。不足部分由区（县级市）统筹解决。

（三）场地经费

精神康复综合服务中心场地购买、租赁等费用由区（县级市）统筹解决。

（四）业务督导和服务质量监察经费

第三方机构服务质量监察经费按当年市区两级购买服务总资金量的 2% 安排。业务督导经费纳入广州市精神病防治康复经费统筹安排。

上述经费中除（二）中广州市本级安排资金来源为依程序申报广州市福利彩票公益金的残疾人事业资金立项解决外，其余资金来源均为残疾人就业保障金。

五、组织领导保障

（一）市残联、市民政局、市财政局在各自的职能范围内做好中心建设工作的组织领导工作，协调解决推进过程中的各类问题。

（二）市残联统筹协调中心建设工作，制定工作规范，确定服务机构并针对服务机构开展业务督导和服务质量监察工作。区（县级市）残联做好中心服务对象的审核和服务机构的日常监督工作，协调同级民政部门共同做好中心场地的落实工作并做好福利彩票公益金资助项目的申报和后续相关工作。

（三）市、区（县级市）民政部门做好福利彩票公益金项目的资助工作。

（四）市、区（县级市）财政部门根据中心建设工作的情况安排资金，保证资金足额、按时拨付。

六、其他

本方案自发布之日起施行，有效期 5 年。有关政策法律依据变化或者有效期届满，根据实施情况依法评估修订。

广州市残联关于印发《广州市社区精神康复综合服务中心场地运营建设标准（试行）》的通知

（穗残联〔2014〕186 号）

各区、县级市残联，各社区精神康复综合服务中心承办机构：

为规范我市社区精神康复综合服务中心场地标准，我会制定了《广州市社区精神康复综合服务中心场地运营建设标准（试行）》，现印发给你们，请遵照执行。

广州市社区精神康复综合服务中心场地运营建设标准

为确保社区精神康复综合服务中心专业服务的有序开展，保障服务使用者的权益，制定本标准。

一、中心基本设施

中心场地应按照以下要求做好基本设施的建设工作，鼓励中心在完全满足建设要求的基础上，结合服务使用者的心理需求，对中心进行相应的装潢设计。

（一）设置个案工作室至少 1 间，不低于 10 平方米，配置沙发、凳台、求助铃、纸巾筒、空调等设施，尖角位需要使用防撞角，环境布置体现温馨和谐氛围，保障良好隔音效果。

（二）设置小组工作室不低于 30 平方米，配置可移动桌椅、空调等基本服务设施，尖角位需要使用防撞角。

（三）设置多功能活动室不低于 40 平方米，配置可移动桌椅、多媒体、音响、空调、投影仪等服务设备。

（四）职员办公室：有单独隔间的职员办公室，按照服务协议规定的职员人数配备相应的办公桌椅、电脑。职员办公室应配备相应办公设备和固定电话。

（五）储物空间：有条件的中心设置储物室，存放活动相关物资、设备等，有相应的管理人员和管理制度。

（六）档案室：配置带锁的档案柜，有条件的中心可设置档案室，档案（柜）室有相应的管理人员和管理制度。

（七）消防设施：符合《公共场所消防安全管理规定》，按照规定配置消防设施和消防器材，设置消防安全标志，有检修维护制度；设有紧急疏散通道、安全出口畅通，并设置符合国家规定的消防安全疏散标志。

（八）逃生路线标识：每个场室都需要公开标示逃生路线图。

（九）无障碍通道设置：在中心出入口、各功能室入口、厕所入口设置无障碍通道，有条件的中心应设置无障碍厕所。

（十）安全设施：服务场地和设施有防跌、防滑、防止自残自伤的设置。

（十一）职业康复能力训练场地：有条件的中心应设置专门的职业康复能力训练场地，有相应的管理人员和管理制度。有关场地设置带锁的门，训练用具须有清洁保养制度；刀具、食物料理机、电热水器、炉具等有潜在危险的训练用具须有醒目警示标记，有相应的管理人员和管理制度；做好去水、防滑、通风、防腐、防尘、防蝇、防鼠、防虫、洗涤设计以及设置处理废水、存放垃圾和废弃物的设施。

二、中心指示标识

（一）在中心门口显眼位置安放中心别称铭牌，中心内部应安放中心名称铭牌。

（二）在中心外墙或室内设置活动宣传栏张贴中心提供的常规服务及新开展活动的相关信息，至少每个季度更换一次宣传栏内容。

（三）须在中心门口区域设置咨询接待处，配备电话，并提供服务内容宣传单张及服务申请表格等资料。

（四）信息上墙：以下各种信息需在中心内显著位置上墙公示。

1. 中心组织架构图

2. 中心工作人员照片及职责分工简介
3. 中心开放时间
4. 各类场地使用规则
5. 中心服务号码
6. 服务使用者投诉渠道

广州市残疾人联合会关于印发
《广州市社区精神康复综合服务中心服务
质量监察评估办法》的通知

（穗残联〔2016〕88 号）

各区残联、各社区精神康复综合服务中心：

为进一步做好我市社区精神康复综合服务中心管理，规范社区精神康复工作的工作秩序，我会重新修订了《广州市社区精神康复综合服务中心服务质量监察评估办法》，现印发给你们，请遵照执行。特此通知。

广州市社区精神康复综合服务中心服务
质量监察评估办法

第一条　为加强我市社区精神康复综合服务中心管理，规范社区精神康复工作的工作秩序，特制订本办法。

第二条　本办法所称社区精神康复综合服务中心服务质量监察评估是指根据客观数据及信息，通过对社区精神康复综合服务中心开展服务质量监察评估，配合相应的激励和惩治机制，对社区精神康复综合服务中心进行规范化管理的机制与过程。

第三条　监察评估对象

监察评估对象为各社区精神康复综合服务中心，需进行自我评价并接受实地评估。

第四条　监察评估工作的组织实施由广州市社区精神康复综合服务购买方（下称"服务购买方"）对本区社区精神康复综合服务中心的服务质量开展监察评估，通过委托第三方机构的形式设立评估组，具体开展监察评估工作。

第五条　服务质量监察评估采用评分制。数据指标按照每一项指标值进行打分，评估组将最终给出社区精神康复综合服务中心的服务质量监察评估的总分，并按总分进行等级评价。

第六条　服务质量监察评估周期

服务质量监察评估方式分为年度定期评估和日常抽查评估。以每个自然年为一个监察评估周期，每年进行两次，分别为中期和末期评估。各社区精神康复综合服务中心承办机构年度各项服务工时完成进度达到 50%或 100%后，可向服务购买方提交书面申请评估报告和自评报告。中期评估不迟于当年 8 月提出申请，末期评估不迟于当年 12 月提出申请。未在规定期间内提出评估申请，评估等级定为不合格。

日常抽查评估是在一个监察评估周期内，随机抽取监察评估对象来开展的。

第七条　服务质量监察评估主体和评价方法

监察评估工作采用多方评价主体打分的方式。

评估主体包括：评估组、服务购买方、服务对象（抽样）。

评价方法包括：查阅监察评估对象相关记录和档案、现场考察、随机访问等。

第八条　监察评估指标体系

监察评估指标体系由中心基本设置、运营管理能力、项目运作状况、项目成效、经费使用以及财务管理状况 5 个一级指标、14 个二级指标、18 个三级指标组成。各指标按实际得分汇总，满分为 100 分。

中心基本设置一级指标，主要反映社区精神康复综合服务中心的硬件设置和软件配置情况。

运营管理能力一级指标，主要考察社区精神康复综合服务中心的承办机构是否符合承办资格，是否具有完备的架构、规章制度、沟通机制。

项目运作状况一级指标，主要评估社区精神康复综合服务中心的项目进度、指标完成情况，以及项目记录的完备性、真实性和专业性运用。

项目成效一级指标，主要考察社区精神康复综合服务中心的项目成果。

经费使用以及财务管理状况一级指标，主要考察财务管理的合法性、规范性和经费管理的合理性。

第九条　年度定期评估工作程序

（一）监察评估对象自查：监察评估对象根据相关要求，认真组织自查，准备有关资料，撰写自评报告。自评报告包括服务开展的情况、取得的成果、存在问题分析、下一步工作计划、各项服务工时完成情况统计、200名服务对象工时情况统计等内容。

（二）监察评估通知：服务购买方根据各社区精神康复综合服务中心承办机构提交的评估申请材料，认为符合评估条件的，将委托第三方机构开展评估并在评估前3天通知监察评估对象；日常抽查评估安排在工作日进行，不再提前通知。

（三）实地评估：评估组审阅自查报告，并对监察评估对象进行实地评估，收集资料信息，出具相应指标的评价意见；对服务对象进行服务满意度抽样调查。

（四）监察评估主体评分：评估组、服务购买方、服务对象分别评分，有关结果汇总至评估组。

（五）统计分析、出具报告、审定评估结果：评估组对各评价主体的打分进行统计、分析，撰写评估报告。

（六）服务购买方按照评估组出具的评估报告，把参加评估的中心按照得分情况划分为：合格（70—100分）、基本合格（60—69.9分）、不合格（0—59.9分）三个等级，并书面告知监察评估对象。视情况约谈监察评估对象，反馈评估情况。

第十条 年度定期评估等级的效力

中期评估评定等级为合格的，可与服务购买方进行服务经费半年结算，并按服务协议获得相应的服务经费；评估等级为基本合格的，可与服务购买方进行服务经费半年结算，按服务协议获得相应的服务经费，并须每月向服务购买方提交书面月度工作情况汇报；评估等级为不合格的，暂扣本年度未支付部分服务经费。

末期评估（非最后一个服务年的评估）评定等级为合格的，可与服务购买方进行服务经费年度清算后签订下一服务年度协议；评估等级为基本合格的，可与服务购买方进行服务经费年度清算后签订下一服务年度协议，新的服务协议尾款留存比例不得少于50%，且须每月向服务购买方提交书面月度工作情况汇报；评估等级为不合格的，服务购买方将不再与其签订下一服务年度协议。

第十一条 监察评估的投诉复核与保密机制

（一）接受监察评估的对象对相关评估过程或结果有异议，可于接获

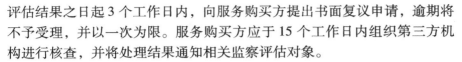

评估结果之日起 3 个工作日内，向服务购买方提出书面复议申请，逾期将不予受理，并以一次为限。服务购买方应于 15 个工作日内组织第三方机构进行核查，并将处理结果通知相关监察评估对象。

（二）机构认定部门、第三方评价机构和监察评估对象不得向其他组织或个人透露与评估工作有关信息。

第十二条　本办法自下发之日起施行，有效期五年。广州市残联关于印发《广州市社区精神康复综合服务中心服务质量监察评估办法》的通知（穗残联〔2014〕196 号）同时废止。

　　附件：

1. 广州市社区精神康复综合服务中心服务质量指标体系

2. 广州市社区精神康复综合服务中心服务质量指标监察评估标准及检查办法（略）

3. 社区精神康复综合服务中心中/末期评估自评报告模板（略）广州市社区精神康复综合服务中心服务质量指标体系

附件1：广州市社区精神康复综合服务中心服务质量指标体系

一级指标	二级指标	三级指标	评价主体
中心基本设置（16分）	硬件（7.5分）	开展服务场地	评估组
		办公场地	
	软件（8.5分）	人力资源	
运营管理能力（制度、规章、危机处理）（10分）	运营资质（1分）	合法性	
	架构（2分）	完整性	
	规章制度（2分）	完整性、合理性	
	沟通机制（2分）	顺畅性	
	迎检工作情况（3分）	完备性	
项目运作状况（进度、记录、指标、专业性运用）（50分）	项目设计（8分）	合理性	
	指标（22分）	完成情况	
	项目记录（12分）	完整性、真实性	
	专业性运用（8分）	专业技巧的应用	
		专业技能的提升	
		专业道德的维护	
项目成效（服务人群、社区、利益相关群体的改变）（9分）	项目成果（9分）	整体目标实现情况	评估组、服务对象
		对所在社区的影响	
经费使用以及财务管理状况（使用规范、符合标准且公开透明）财务审计（15分）	财务管理（9分）	合法性	评估组
	经费管理（6分）	规范性	
		合理性	

关于实施《广州市社区精神康复综合服务中心建设方案》的补充通知

（穗残联〔2016〕96 号）

各区残联、民政局、财政局：

《广州市社区精神康复综合服务中心建设方案》（以下简称《方案》）于 2013 年 10 月起正式实施。该《方案》的实施，推进了我市社区精神康复服务工作、建立了社区精神康复服务网络，填补社区精神康复服务的空白，目前全市已经建立 12 个社区精神康复综合服务中心（下称"中心"）。现就该方案执行过程中的有关问题通知如下：

一、中心承办服务机构的确定

自 2017 年起，各区残联结合本地实际，制定社区精神康复综合服务中心承办机构的准入标准、服务标准，通过政府购买服务程序来确定承接本地中心的承办机构。

二、中心业务督导和服务质量监察机制

市、区残联负责做好本级残疾人康复工作的政策制定、实施、技术指导工作，按照财务管理制度确定本级财政支出的康复运营项目承办机构，并对康复运营项目承办机构开展服务质量评价工作。

各区残联承担本行政区内的中心业务督导和服务质量监察职能并确定有社区精神康复服务经验的医疗机构或社会服务机构开展业务督导，业务督导和服务质量监察机构应为未在本市承接中心服务的第三方独立机构。

市残联另行制定《广州市社区精神康复综合服务中心服务质量检查评估办法》规范服务质量监察工作。

三、业务督导和服务质量监察经费

各区财政部门根据社区精神康复综合服务业务督导、质量监察工作情况，安排本级业务督导和服务质量监察经费，经费列入各区残联部门预算。

四、建立服务工时指引

各区以总服务工时为单位制定本区中心的服务标准。总服务工时由专业服务工时、辅助性服务工时构成。专业服务工时和辅助性服务工时比例不低于4：1。

专业服务工时包括入户探访、电话探访、个案服务，小组支持与活动，社交康乐活动，社会功能及职业技能培训、家属服务的工时。

辅助性服务工时包括机构自我督导（中心承办机构聘请未在本市承接中心服务的第三方专业机构或未在上述机构中供职的个人为本机构业务督导所开展的督导工作）、培训、社区关系协调等为专业服务提供支援而开展的相关工作的工时。

专业服务工时围绕200名固定服务对象实施，每位服务对象每年获得的服务工时不少于45个。专业服务工时计算方式如下：入户探访、电话探访、个案服务为一对一服务，按照服务对象接受服务的时间据实计算；小组支持与活动，社交康乐活动，社会功能及职业技能培训、家属服务的工时等集体性服务，按照每一节/次服务应投入工时总数除以参加服务的人数，获得每位服务对象接受服务的工时数。

五、服务质量评价的申请

服务质量监察每年进行两次，分别为中期和末期评估。各中心承办机构完成专业服务工时和辅助性服务工时的下属各子项工时完成进度达到50%或100%后向区残联提交书面申请和自评报告。中期评估不迟于当年8月提出申请，末期评估不迟于当年12月提出申请。

六、服务经费的支付比例、半年结算和年度清算

服务经费的支出每年分三次支付，首次支付比例不得高于 50%，末次支付比例不低于 20%。首次拨款应在当年中心的服务质量监察中期评估前拨付，二次和末次拨款分别在当年中心取得服务质量监察中期、末期评估合格后支付。

二次拨款时应同时与中心承办机构进行半年结算，结算方式如下：对专业服务工时和辅助性服务工时的下属各子项工时完成进度未达到 50% 的，未达部分按照当年经费总额除以总工时时数再乘以所欠工时数，从而计算出扣减额，在二次拨款中扣减。

末次拨款时应同时与中心承办机构进行年度清算。清算应对总服务工时、专业服务工时和辅助性服务工时的下属各子项工时、200 名服务对象每人不少于 45 个专业服务工时构成的服务量进行核查，超出政府采购要求的工时数不可互为抵扣，各项工时必须达到政府采购要求才能支付全款。未完成工时按照当年经费总额除以总工时时数乘以所欠工时数计算出清算额，在末次拨款中清算。

扣减未完成服务量经费是以半年结算和年度清算为主要方式。

七、健全项目承办机构失信惩戒和退出机制

中心承办机构有以下情形的，区残联应按合同约定即时终止与承办服务机构的服务协议，并将有关情况报本区政府采购监督部门，依法处理：

（一）通过提供虚假服务、伪造服务资料等手段骗取服务经费的；

（二）服务质量中期或末期评价不合格的；

（三）政府采购协议服务期间收到区残联发出的本项目《服务质量问题整改通知》累计三次的；

（四）一个服务年度内未按服务协议提供服务被扣减服务经费的。

八、其他

本通知自印发之日起施行，有效期至 2018 年 10 月 24 日。相关法律

政策依据变化或有效期届满，根据实施情况依法进行评估修订。

各地接到本通知后，要结合实际贯彻落实。工作中遇到的重要问题，请及时上报。

特此通知。

广州市残疾人联合会
广州市民政局
广州市财政局
2016 年 6 月 16 日

广州市残疾人联合会 广州市卫生计生委 广州市民政局 广州市财政局关于印发《广州市社区精神康复综合服务中心管理办法》的通知

（穗残联规字〔2018〕4 号）

各区残联、卫生计生局、民政局、财政局：

为贯彻落实《广州市残疾预防行动方案》（穗府办〔2017〕41 号）文件精神，进一步做好我市社区精神康复服务工作，构建更加完善的社区精神康复服务体系，经市残联、卫生计生委、民政局、财政局共同研究，结合本市实际，制定了《广州市社区精神康复综合服务中心管理办法》。现印发给你们，请遵照执行。

特此通知。

广州市残疾人联合会   广州市卫生和计划生育委员会
广州市民政局   广州市财政局
2018 年 9 月 4 日

广州市社区精神康复综合服务中心管理办法

第一章　总则

第一条　为贯彻落实《广州市残疾预防行动方案》（穗府办〔2017〕41 号）文件精神，进一步做好我市社区精神康复服务工作，构建更加完善的社区精神康复服务体系，结合本市实际，制定本办法。

第二条　本办法适用于本市行政区域内的社区精神康复综合服务中心建设、运营、管理等活动。

第三条　本办法所称的社区精神康复综合服务中心，是指通过政府购买社会工作服务的方式，由社会工作服务机构承接运营，为辖区内有精神康复需求的对象提供康复训练、心理疏导、事前预防、危机介入、实时支援、个案跟进等专业社工服务，从个人、家庭、社区三个层面介入，坚持"加强经济保障、立足个人发展、促进家庭和谐、推动社区共融"的服务理念，保障精神障碍者生存、参与和发展权利的专业社会工作服务平台。

第四条　本办法所称的社区精神康复工作从业人员，是指具备相应的社区精神康复工作经验、具有社区精神康复相关专业知识和技能的从业人员。

第五条　本办法所称的社会工作者包括社会工作专业人员和社会工作辅助人员。其中，社会工作专业人员，是指具备相应社会工作专业知识和技能，专门从事社会工作服务的从业人员，包括助理社会工作师、社会工作师、高级社会工作师等取得社会工作专业技术人员职业资格证书的人员；社会工作辅助人员，是指尚未取得社会工作专业技术人员职业资格证书，但已接受社会工作行业组织管理、培训的其他从业人员。

第六条　本办法所称的社区精神康复综合服务中心项目的购买方和监督方是指区残联；服务承接方是指社会工作服务机构。

第七条　市残联、市卫生计生委、市民政局在各自的职能范围内做好中心建设与运营工作的组织领导工作，协调解决推进社区精神康复综合服务中心建设与运营过程中的各类问题。

市残联负责申报市本级财政预算，制定社区精神康复综合服务中心服务、运营、监管政策；区残联负责具体开展社区精神康复综合服务中心服务实施工作，做好本区社区精神康复综合服务中心分中心的规划布局、统筹协调工作，负责申报区级财政预算，对社区精神康复综合服务中心的服务计划、服务效果、服务质量、资金使用等进行监管评价。

市、区残联应当会同市、区民政部门负责落实社区精神康复综合服务中心与镇（街）社工服务站（家庭综合服务中心）建立联动合作关系。

市、区卫生计生部门负责对社区精神康复综合服务中心提供技术支持，开展医院和社区间双向康复转介工作。

市、区财政局负责社区精神康复综合服务中心建设工作的资金保障。

第二章 场地和人员要求

第八条 各区应当有规划、有步骤地开展社区精神康复综合服务中心建设工作，着力推进社区精神康复综合服务中心规范化、专业化、多元化发展。全市各区至少建立 1 个社区精神康复综合服务中心并在本地区精神障碍者密集地建立至少 1 个分中心。

第九条 区残联应当制定本辖区社区精神康复综合服务中心发展规划，优化配置各区服务资源，根据街（镇）地域面积、精神障碍者分布、交通便利性等情况，在社区精神康复综合服务中心固定服务场地的基础上，拓展服务延伸站点，设立社区精神康复综合服务中心分中心。分中心可以单独设立，也可与镇（街）社工服务站（家庭综合服务中心）、残疾人社区康复站、康园工疗站等场地合用。

第十条 各区残联可以通过新建、置换、租赁等方式，根据实际需要，多渠道解决社区精神康复综合服务中心场地需求，场地选址充分考虑危机介入的紧迫性，在精神障碍者相对集中的区域建立中心和分中心。场地建设应当符合下列要求：

（一）场地应符合消防安全规范。

（二）符合市残联制定《广州市社区精神康复综合服务中心场地运营建设标准》（附件 1）的其他要求。

第十一条 社区精神康复综合服务中心新设、增设分中心，由区残联向区政府提出申请，区政府根据本地区精神障碍者的分布和服务需求情况，决定是否新设中心或增设分中心。

第十二条 新设和增设社区精神康复综合服务中心和分中心的立项调研经费，社区精神康复综合服务中心场地购置、建设、装修、租赁、维护等费用纳入区级财政预算。社区精神康复综合服务中心的服务和办公设施设备由项目承接运营机构提供。

第十三条 每个社区精神康复综合服务中心工作人员不少于 16 人，其中社会工作者岗位不少于 13 人，社区精神康复工作从业人员不少于 2 人（其中可有 1 名心理学相关专业教育背景或持有心理咨询师相关职业资格证书的工作人员），行政人员岗位不多于 1 人。

在社会工作者岗位人员中，社会工作专业人员不少于 11 人。社会工作辅助人员不多于 2 人。

专业人员与服务对象比为 1：30，中心每增加服务对象 30 人，应当增加 1 名社会工作专业人员。

第三章　服务要求

第十四条　社区精神康复综合服务中心服务对象是广州市户籍，在本市有固定居所居住的，持有《中华人民共和国残疾人证》或纳入卫生部门《广州市精神疾病社区防治与康复信息管理系统》、公安部门《全国重性精神病人信息管理系统》管理的精神障碍者。由精神障碍者的居住地的社区精神康复综合服务中心提供服务。

第十五条　社区精神康复综合服务中心针对精神障碍者的社区康复需求，以一对一、小组（不少于 6 名服务对象参与）、活动（不少于 10 名服务对象参与）的形式开展以下服务：

（一）基础服务：组织开展为掌握服务对象基本情况及需求情况的基础性服务，包含：建档、入户探访、电话探访、个案服务等。

（二）社会保障资源链接服务：为服务对象及其家庭提供涉及社会救助、就业支持、职业技能培训等的资源链接服务，在政府保障其生活、就业、医疗、教育、住房等方面的基本生存状况方面提供协助和支持。

（三）个人发展服务：为服务对象提供心理情绪辅导服务、知识分享服务、技能培训服务等，促进其在态度、知识、技能等方面的成长和发展。

（四）家属服务：为服务对象的照顾者提供减压互助服务、照顾技能提升服务、改善家庭关系服务等，促进服务对象的家庭和谐，提高家属对服务对象的理解和支持。

（五）社区共融服务：为服务对象居住的社区开展社交康乐服务、社区宣传服务、社区志愿服务等，促进社区居民与精神病康复者及其家庭的互动和融合。

（六）特色服务：各中心结合社区内资源情况，以及服务对象的实际需求情况，创新开展特色服务或更具探索性的深度服务。

第十六条　每个社区精神康复综合服务中心服务对象的数量不少于 400 名，服务对象不能与由残联部门提供经费在民办残疾人服务机构、康园工疗站服务中心接受社工服务的对象重复。各区可视本区实际，逐年增加固定服务对象数量。每个中心的服务对象年更新率不低于 10%，即年度新增的服务对象人数占上一年总服务人数的比例不低于 10%。

第十七条　市残联制定《广州市社区精神康复综合服务中心服务工时标准设定指引》（附件 2），对社区精神康复服务标准和内容进行规范，各区残联结合本区实际，制定本区社区精神康复综合服务中心的总服务工时标准。总服务工时由以下工时构成：

（一）直接专业服务工时：指针对服务对象开展的服务所产生的工时，应当围绕固定服务对象实施。服务内容包括基础性服务、社会保障资源链接服务、个人发展服务、家属服务等。

（二）间接专业服务工时：指除针对固定服务对象外，面向社区居民开展的服务所产生的工时。服务内容包括社区共融服务、特色服务等。

（三）辅助性服务工时：指承接社区精神康复综合服务中心开展的自我培训、社区关系协调等为直接或间接专业服务提供支援而开展的相关工作的工时。

第十八条　市区两级卫生计生部门、民政部门、残联部门共同协调推进社区精神康复服务体系的构建，建立各区的社区精神康复综合服务中心与精神卫生专业机构、镇（街）社工服务站（家庭综合服务中心）三者之间的康复转介机制。

第十九条　各区应当至少签约 1 间精神卫生专业机构，作为转介枢纽，开展康复转介工作并提供康复效果评估、技术支持等服务。区残联负责和本区作为转介枢纽的精神卫生专业机构签订技术支持合同，确保康复效果评估和技术支持工作有序开展。

（一）对于需要从医院或镇（街）社工服务站（家庭综合服务中心）转入社区精神康复综合服务中心的精神障碍者，由精神卫生专业机构对其进行康复评估，并向其本人或监护人提供社区康复建议及相关信息。适宜参加社区康复的患者，经其本人或监护人同意后可由精神卫生专业机构转介到其居住地的社区精神康复综合服务中心接受社区康复服务。

（二）社区精神康复综合中心的服务对象接受社区康复服务后，康复状况良好，已不需要继续进行社区康复服务、可以融入社会的服务对象，可终止其在社区精神康复综合中心接受的社区康复服务，将其转入各镇（街）社工服务站（家庭综合服务中心）或回归社区。康复状况不稳定或在接受社区康复服务期间病情复发的，可通过社区精神康复综合服务中心向精神卫生专业机构快速转出。

（三）精神卫生专业机构应每年不少于一次对在社区精神康复综合服务中心接受服务的服务对象进行康复效果评估。

第四章　运营要求

第二十条　社区精神康复综合服务中心通过"政府出资、社会组织承办、全程跟踪评估"的公共服务供给方式运营。各区残联根据辖区精神障碍者的基本情况和服务需求，结合本办法的有关要求制定社区精神康复综合服务中心承办机构的准入标准、服务标准，委托政府采购代理机构编制招标文件并进行审定，按照规定和程序，采取公开招标的方式确定项目承接运营机构。

第二十一条　社区精神康复综合服务中心项目政府采购服务周期最长不超过 3 年。

第二十二条　社区精神康复综合服务中心项目合同按以下要求办理：

（一）社区精神康复综合服务中心项目合同由区残联和项目承接机构两方签订。

（二）合同应当明确购买服务的范围、目标任务、服务要求、服务期限、服务指标、资金支付方式、违约责任等内容。

（三）区残联应当在合同签订之日起 15 个工作日内将有关招标采购资料送市残联存档。

（四）采购服务周期内合同一年一签，每年均进行中期、末期服务质量督导评估，末期评估合格后续签合同，评估不合格则合同不予续签，区残联按照政府采购工作程序重新确定项目承接机构。

第二十三条　市财政局按规定和程序将市级财政资金转移支付到区财政局；区残联根据签订合同约定分期向区财政局及时申请拨付经费，区财政局根据社区精神康复综合服务中心用款单位申请情况及时拨付经费。

第五章　服务质量督导评估和业务督导要求

第二十四条　区残联应当按照市残联统一制定的项目评估规范，认真组织服务质量督导评估，发挥好评估的导向作用，确保评估公正、公平、公开。各区残联应当于每年 12 月 30 日前，将年度的社区精神康复综合服务中心的评估工作情况和评估报告报市残联。

第二十五条　各区残联委托具有社区精神康复服务经验且未承接本市社区精神康复综合服务中心服务的第三方社会服务机构，由其开展本区内的社区精神康复综合服务中心业务督导和服务质量督导工作。

第二十六条　社区精神康复综合服务中心服务质量督导评估每年进行两次，分别为中期和末期评估。各社区精神康复综合服务中心在年度工作量（总服务工时以及下辖的直接专业服务工时、间接专业服务工时和辅助性服务工时）完成进度达到 50% 时，可以向区残联申请接受中期评估；完成进度达到 100%，可以申请接受末期评估。申请时应向区残联提交书面申请和自评报告。中期评估不迟于当年 7 月底前提出申请，末期评估不迟于当年 11 月底前提出申请。

第二十七条　社区精神康复综合服务中心项目评估结果分为合格、基本合格、不合格三类，评估结果作为社会工作服务机构参与后续运营社区精神康复综合服务中心项目的重要参考依据。经年度评估为合格等级的，服务周期内可以继续承接社区精神康复综合服务中心项目；经年度评估为基本合格的，区残联有权视整改情况延期拨付购买服务经费及调整下一年服务合同的经费拨付方式。经年度评估为不合格的，服务周期内可终止社区精神康复综合服务中心项目合同，并应当按照政府购买服务合同的有关约定承担相应责任。

第二十八条　社区精神康复综合服务中心项目承接机构有以下情形的，区残联应按合同约定即时中止与其的服务协议，并将有关情况报本区政府采购监督部门，依法处理：

（一）通过提供虚假服务、伪造服务资料等手段骗取服务经费的；

（二）服务质量督导评估中期或末期评价不合格的；

（三）服务周期内收到区残联发出的《服务质量问题整改通知》累计三次的；

（四）一个服务年度内未按服务协议提供服务被扣减服务经费的。

第六章　经费保障和资产管理要求

第二十九条　社区精神康复综合服务中心经费由购买服务经费、业务督导经费和服务质量督导评估经费三部分构成：

（一）购买服务经费，包括人员费用、专业支持费用、专业服务和活动费用、日常办公费用、康复评估费用、其他费用等。

社区精神康复综合服务中心每接收一个服务对象按 720 元/月的标准安排精神障碍者社区精神康复综合服务经费，每个中心服务容量不少于 400 名服务对象，每年为接收的服务对象提供 12 个月的服务。各区按照本区社区精神康复综合服务中心服务的人数和服务时长编制预算，所需资金由市、区按财政体制分担。

（二）各区财政部门每年按照上年市区两级投入的本项目购买服务经费实际支出的 5% 测算业务督导和服务质量督导经费控制数，并按照"以事定费"的原则核定本级业务督导和服务质量督导经费，在各区精神病防治康复经费中统筹安排。

第三十条　购买服务资金当年拨付。区残联和项目承接机构当年结算，当年清算；市残联会同市财政局与区级财政在次年 1 月 30 日前对上一年度的购买服务资助金进行清算。合同期内社区精神康复综合服务中心购买服务经费支付和清算方式如下：

（一）第一笔社区精神康复综合服务中心政府购买服务经费在合同签订生效之日起 30 个工作日内拨付，额度为年度购买服务经费总额的 55%。

（二）第二笔社区精神康复综合服务中心政府购买服务经费在年度中期服务质量督导评估合格后 30 个工作日内拨付，额度为年度购买服务经费总额的 25%。中期评估结果为基本合格的，项目承接机构根据评估意见进行整改，区残联认可整改结果后，在 15 个工作日内拨付相应的购买服务经费；区残联不认可整改结果的，第二笔购买服务经费暂缓支付，直至项目承接机构完成整改后才予以支付；中期评估评估结果为不合格的，购买服务经费不予支付并终止合同。

（三）第三笔社区精神康复综合服务中心政府购买服务经费在年度末期服务质量督导评估合格后至当年 12 月 10 日前拨付，额度为年度购买服务经费总额的 20%。末期评估结果为基本合格的，项目承接机构根据评估意见进行整改，区残联认可整改结果后，在当年拨付剩余购买服务经费；区残联不认可整改结果的，第三笔购买服务经费暂缓支付，直至项目承接机构完成整改后才予以支付；末期评估结果为不合格的，剩余购买服务经费不予支付并终止合同。

（四）项目承接机构未按照合同在中期评估和末期评估前完成相应的工时，应当把其未完成的工时按照当年经费总额除以总工时时数乘以所欠工时数折算出清算额，分别在第二笔和第三笔购买服务经费中进行扣减。项目承接机构工时的完成情况应按直接专业服务工时、间接专业服务工时和辅助性服务工时进行分类统计，不同种类的工时不能互为抵扣。各项工时应当按时达到年度工时标准要求才能支付全款。

第三十一条　社区精神康复综合服务中心购买服务经费的使用应当符合下列要求：

（一）社区精神康复综合服务中心人员费用及服务质量保障费用应当不低于项目经费总额的 85%，项目承接机构运营管理费用应当不高于项目经费总额的 15%。

（二）社区精神康复综合服务中心人员费用包括：工资、奖金、五险一金和个人所得税。预算和支出应当不高于项目经费总额的 65%，并建立合理的人员薪酬调节机制。

（三）社区精神康复综合服务中心服务质量保障费用包括：委托精神卫生专业机构提供技术支持和为服务对象进行康复评估的费用；外聘督导、本机构督导的岗位补贴、社工交流学习、专业提升等专业支持费用；服务和活动产生的物料、交通、误餐、组织义工等专业服务和活动费用；设备设施、办公耗材、保洁、安保、水电、物业管理、交通等费用。其中委托精神卫生专业机构提供技术支持和为服务对象进行康复评估的费用不低于项目经费总额的 2%。

（四）项目承接机构运营管理费用包括：运营费、发展储备费、风险费、中标费、相关税费等。

第三十二条　社区精神康复综合服务中心应当建立完善的服务档案保管制度，项目承接机构退出社区精神康复综合服务中心项目时，应当于退出之日起的 30 个工作日内及时向区残联移交服务档案（含个案、小组、社区服务、家访电访、服务对象建档、服务需求调研等与服务相关的档案资料），并列明移交资料清单和签订移交协议书，由区残联转交下一任机构使用。

社区精神康复综合服务中心应当建立完善的财务管理制度，会计档案应当由项目承接机构长期保留。

评估机构对社区精神康复综合服务中心项目进行评估，与评估相关的服务及财务资料应当保存 5 年以上，以配合残联、财政、审计等部门检查。

第七章　附则

第三十三条　本办法自 2019 年 1 月 1 日起实施，有效期 5 年。2018年 10 月 26 日至 2018 年 12 月 31 日所涉的经费仍按《广州市社区精神康复综合服务中心建设方案》（穗残联〔2013〕201 号）执行。

附件 1：广州市社区精神康复综合服务中心场地运营建设标准
附件 2：广州市社区精神康复综合服务中心服务工时标准设定指引

附件1：广州市社区精神康复综合服务中心场地运营建设标准

为确保社区精神康复综合服务中心专业服务的有序开展，保障服务使用者的权益，制定本标准。

一、中心基本设施

中心场地应按照以下要求做好基本设施的建设工作，鼓励中心在完全满足建设要求的基础上，结合服务使用者的心理需求，对中心进行相应的装潢设计。

（一）服务设施

1. 设置个案工作室至少1间，不低于10平方米，配置沙发、凳台、求助铃、纸巾筒等设施，尖角位应当要使用防撞角，环境布置体现温馨和谐氛围，保障良好隔音效果。

2. 设置小组工作室不低于30平方米，配置可移动桌椅等基本服务设施，尖角位应当要使用防撞角。

3. 设置多功能活动室不低于40平方米，配置可移动桌椅、多媒体、音响、投影仪等服务设备。

（二）办公设施：有单独隔间的职员办公室，按照服务协议规定的职员人数配备相应的办公桌椅、电脑。职员办公室应配备相应办公设备和固定电话。

（三）档案存储设施：配置带锁的档案柜，有条件的中心可设置档案室，档案（柜）室有相应的管理人员和管理制度。

（四）消防设施：符合《公共场所消防安全管理规定》，按照规定配置消防设施和消防器材，设置消防安全标志，有检修维护制度；设有紧急疏散通道、安全出口畅通，并设置符合国家规定的消防安全疏散标志。

（五）无障碍设施：在中心出入口、各功能室入口、厕所入口设置无障碍通道，有条件的中心应设置无障碍厕所。

（六）安全设施：服务场地和设施有防跌、防滑、防止自残自伤的设置。每个场室都应当要公开标示逃生路线图。

（七）职业康复能力训练设施：有条件的中心应设置专门的职业康复能力训练场地，有相应的管理人员和管理制度。有关场地设置带锁的门，训练用具应当有清洁保养制度；刀具、食物料理机、电热水器、炉具等有潜在危险的训练用具应当有醒目警示标记，有相应的管理人员和管理制度；做好去水、防滑、通风、防腐、防尘、防蝇、防鼠、防虫、洗涤设计以及设置处理废水、存放垃圾和废弃物的设施。

二、中心指示标识

（一）在中心门口显眼位置安放中心别称铭牌，中心内部应安放中心名称铭牌。

（二）在中心外墙或室内设置活动宣传栏张贴中心提供的常规服务及新开展活动的相关信息，至少每个季度更换一次宣传栏内容。

（三）应当在中心门口区域设置咨询接待处，配备电话，并提供服务内容宣传单张及服务申请表格等资料。

（四）信息上墙：以下各种信息应当在中心内显著位置上墙公示。

1. 中心组织架构图
2. 中心工作人员照片及职责分工简介
3. 中心开放时间
4. 各类场地使用规则
5. 中心服务号码
6. 服务使用者投诉渠道

三、分中心可以结合原有设施和开展社区精神康复综合服务的类型，结合服务使用者的心理需求，参照主场地的设施要求，进行相应的布置。

附件 2：广州市社区精神康复综合服务中心服务工时标准设定指引

为加强我市社区精神康复综合服务中心（以下简称"中心"）的服务工时管理，规范中心服务标准，特制订本指引。

一、工时计算的依据和标准

（一）劳动和社会保障部 2008 年 1 月 3 日发布《关于职工全年月平均工作时间和工资折算问题的通知》，年工作日为 245 天；其计算方法一年工作日：365 天 – 104 天（休息日）– 11 天（法定节假日）– 5 天（年假）= 245 天（原则上社工具体年休假依法按实际工龄计算，但为规范服务工时，考虑到中心社工的平均工龄为 3.65 年，绝大部分在 10 年以内，故服务工时计算的人均年假暂按 5 天计算）。

（二）根据 1995 年 3 月 25 日《国务院关于修改〈国务院关于职工工作时间的规定〉的决定》规定，自 1995 年 5 月 1 日起实行职工每周工作 5 天、40 小时工作周制度。

（三）中心年度最高总服务工时 = 每名专业人员每天工作时数（8 小时）×项目配备的专业人员总数（13 名）×一年的工作日总数 245 天 = $8 \times 13 \times 245 = 25480$ 小时。

二、工时制定指引

（一）工时组成与比例

1. 总服务工时由专业服务工时和辅助性服务工时构成。其中，专业服务工时包括直接专业服务工时和间接专业服务工时。

2. 辅助性服务工时与专业服务工时的比例为 1∶4，即专业服务工时占总服务工时的 4/5，辅助性服务工时应占总服务工时的 1/5。

3. 专业服务工时中的直接专业服务工时和间接专业服务工时的比例为 9∶1，即直接专业服务工时占专业服务工时的 9/10，占总服务工时的 18/25；间接专业服务工时占专业服务工时的 1/10，占总服务工时的 2/25。

（二）工时内容与取值范围

1. 直接专业服务工时是指针对社区精神障碍者开展的服务所产生的工时，服务内容包括基础性服务、社会保障资源链接服务、个人发展服务、家属服务等四项，且占直接专业服务工时的比例分别为20%、20%、30%、30%（各区可根据实际情况制定各项比例，上下调整不超过5%）。应当围绕不少于400名固定资助对象实施，且每位资助对象每年获得的直接专业服务工时不少于40个工时（含本数）。中心可根据每位服务对象的实际需求情况制定服务方案，确定其所能够获得的直接专业服务工时。年度直接专业服务工时的最低值为16000个工时（40个工时×400人），最高值为18346个工时[中心年度最高总服务工时25480个工时×（18/25）]。

2. 间接专业服务工时指除针对社区精神障碍者的服务外，面向社区居民开展的服务所产生的工时。服务内容包括社区共融服务、特色服务两项，且两项的比例为1∶1。这部分的服务工时不纳入每位资助对象的工时计算中。由于直接专业服务工时和间接专业服务工时的比例是9∶1，年度间接专业服务工时的最低值为1778个工时（16000个工时/9×1），最高值为2038个工时（18346个工时/9×1）。年度社区共融服务与特色服务工时的最低值为889个工时[1778个工时×（1/2）]，最高值为1019个工时[2038个工时×（1/2）]。考虑到中心更换项目承接机构后的第一年开展特色服务较为困难，当年的间接专业服务工时可均由社区共融服务工时组成。

3. 专业服务工时是直接专业服务工时与间接专业服务工时之和。由年度直接专业服务工时与间接专业服务工时的最低值、最高值可知：年度专业服务工时的最低值和最高值分别为17778个工时（16000个直接专业服务工时+1778个间接专业服务工时），20384个工时（18346个直接专业服务工时+2038个间接专业工时）。

4. 辅助性服务工时指督导、培训、社区走访、月度沟通、日常会议或个案讨论等为直接或间接专业服务提供支援而开展的相关工作的工时。由于辅助性服务工时与专业服务工时的比例为1∶4，年度辅助性服务工时的最低值为4444.5个工时（17778个工时/4），最高值为5096个工时（20384个工时/4）。

5. 总服务工时是专业服务工时（直接专业服务工时+间接专业服务工时）与辅助性服务工时之和。年度总服务工时最低值为22222.5个工时

（16000 个工时 +1778 个工时 +4444.5 个工时），最高值为 25480 个工时
（13 名社工×245 个工作日×每日 8 小时或 18346 个工时 +2038 个工时 +
5096 个工时）。

具体如下表所示：

类别		最低值（时）	最高值（时）	备注
专业服务工时	直接专业服务工时	总和（100%）：16000 / 18346		1. 直接专业服务工时围绕 400 名固定资助对象实施，每位资助对象每年获得的服务工时不少于 40 个 2. 基础性服务、社会保障资源链接服务、个人发展服务、家属服务等四项，且占直接专业服务工时的比例分别为 20%、20%、30%、30%（各区可根据实际情况制定各项比例，上下调整不超过 5%）
		基础服务：占 20%（各区可上下浮动 5%，即所占比例不低于 15%，同时不高于 25%）		
		社会保障资源链接：占 20%（各区可上下浮动 5%，即所占比例不低于 15%，同时不高于 25%）		
		个人发展：占 30%（各区可上下浮动 5%，即所占比例不低于 25%，同时不高于 30%）		
		家属服务：占 30%（各区可上下浮动 5%，即所占比例不低于 25%，同时不高于 30%）		
	间接专业服务工时	社区共融（50%）（第一年：100%） 889（1778）	1019（2038）	1. 直接专业服务工时与间接专业服务工时的比例为 9∶1 2. 社区共融服务与特色服务的工时比例为 1∶1
		特色服务（50%） 889	1019	
		总和（100%） 1778	2038	

续表

类别	最低值 （时）	最高值 （时）	备注
			3. 中心更换项目承接机构后的第一年无需开展特色服务，当年间接专业服务工时均由社区共融服务工时组成
专业服务工时总和	17778	20384	专业服务工时是直接专业服务工时与间接专业服务工时之和
辅助性服务工时	4444.5	5096	辅助性服务工时与专业服务工时的比例为1∶4，占总服务工时的比例为1/5
总服务工时	22222.5	25480	总服务工时是专业服务工时与辅助性服务工时之和

（三）服务对象获得工时的计算方法

1. 社工与服务对象一对一直接服务工时的计算。

中心面向服务对象开展的建档、探访、个案服务属于一对一的直接服务。其中需要入户的服务，单次投入服务的社工不超过2人，并按照资助对象实际接受服务时间的2倍计算，纳入其个人工时计算范畴。例如：入户探访属于需要入户的服务，每次投入2个社工。假设2个社工为服务对象提供了1个小时的探访服务，则可以按照1个小时的2倍，即2个小时计算该服务对象当次获得的服务工时。不需要入户的服务应按照资助对象个人接受服务的时间据实计算，不以中心投入人力资源的工时计算。例如：电话探访属于不需要入户的服务，假设2个社工为服务对象提供了2

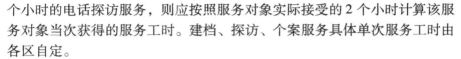

个小时的电话探访服务，则应按照服务对象实际接受的2个小时计算该服务对象当次获得的服务工时。建档、探访、个案服务具体单次服务工时由各区自定。

2. 社工与服务对象一对多或多对多的集体性直接服务的工时。

中心开展的一定数量服务对象参加的小组或活动属于一对多或多对多的集体性直接服务，包括每节不少于2小时的单节小组活动：专题小组活动、社交康乐活动、家属活动；该类活动以参加人数的多少，确定活动所需要的总工时。6—8人的单节小组计算4个工时，9人至16人的单节小组计算8个工时。单节小组活动所计算的工时数除以参加小组活动的人数，就是每个服务对象参加集体活动所得的直接服务工时数。

（四）间接服务工时的计算方法

1. 社区共融服务：每年组织大型社区宣传活动和社区共融活动。10—49人的活动工时数确定为8个工时，50—99人的确定为40个工时，100人及以上的确定为50个小时。

2. 特色服务：各区可根据实际情况制定特色服务的工时计算方法。

（五）辅助性服务工时的计算方法

辅助性服务工时以社会工作人员的服务时数进行计算。例如：每次月度沟通投入2个社工，2个社工共同开展了1个小时的月度沟通，即应按2个社工，每个社工1个小时，合计2个小时列入辅助性服务工时的计算范畴。各项辅助性服务的计算标准如下表所示，其中关于次数、人数与单人时数的规定均为最低标准。各区可参照表中规定，在最低标准的基础上，制定符合本区实际情况的辅助性服务工时计算标准。

具体如下表所示：

类型	说明	次数	人数	单人时数	合计
社区走访	指走访、发掘社区资源和相关部门等工作	每月不少于4次	每次不少于2人	每人每次不少于4小时	每年不少于384小时（12月×4次×2人×4小时）

（续表）

类型	说明	次数	人数	单人时数	合计
月度沟通	指与区残联等相关方进行沟通	每月不少于1次	每次不少于2人	每人每次不少于3小时	每年不少于72小时（12月×1次×2人×3小时）
督导	指由中心项目承接机构聘请未在本市承接社区精神康复综合服务的第三方社会服务机构或未在上述机构中供职的个人为本中心所开展的内部督导工作	—	13名社工	每人每年不少于60小时	每年不少于780小时（13名×60小时）
培训	指为社工开展的培训工作	每月不少于1次	每次13名社工	每人每月不少于8小时	每年不少于1248小时（13名×8小时×12月）
日常会议或个案讨论	指月度工作例会或为进行个案管理开展的讨论会议等	每月不少于1次	每次13名社工	每人每月不少于6小时	每年不少于936小时（13名×6小时×12月）

三、工时设定原则

（一）适度合理原则：设定的年度服务总工时应符合实际，根据中心当年的服务量，经费投入、服务需求和机构投入的人力等因素，综合考量

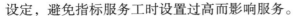

设定，避免指标服务工时设置过高而影响服务。

（二）合理调整原则：设定工时量时，可以结合各自实际，在工时设定低限基础上对工时设置标准进行微调，工时指引明确为各区自行设定的工时标准，由各区自行裁量决定标准。

（三）按需增长原则：工时指引是按照中心服务最低期（配备 13 名社工，服务至 400 名对象）来设定的。由于中心服务量会在低限基础上上浮，按照服务对象每增加 30 人，就应当增加 1 名社工，服务工时量也应相应增加。各区可参照下表制定具体的服务工时增长标准。假设在现有服务的基础上，增加 30N 名对象与 N 名社工（N 为正整数），相应的服务工时标准如下所示：

类别		最低值（时）	最高值（时）
专业服务工时	直接专业服务工时（A）	A ＝（400 ＋30N）人 ×40 小时	B ×（18/25）
	间接专业服务工时	A/9	B ×（2/25）
	专业服务工时总和	A ×（10/9）	B ×（4/5）
辅助性服务工时		A ×（5/18）	B ×（1/5）
总服务工时（B）		A ×（25/18）	B ＝（13 ＋N）个社工 ×8 小时 ×245 天

以增加 30 名（即 N ＝1）对象，1 名社工为例，调整后的服务工时标准如下，依次类推：

类别		最低值（时）	最高值（时）
专业服务工时	直接专业服务工时	17200	19757
	间接专业服务工时	1911	2195
	专业服务工时总和	19111	21952
辅助性服务工时		4778	5448
总服务工时		23889	27440

广州市残疾人联合会关于印发《广州市社区精神康复综合服务中心服务质量评估办法》的通知

（穗残联规字〔2019〕172 号）

各区残联：

为贯彻落实《广州市残疾人联合会 广州市卫生和计划生育委员会 广州市民政局 广州市财政局关于印发广州市社区精神康复综合服务中心管理办法的通知》（穗残联规字〔2018〕4 号）文件精神，进一步做好我市社区精神康复服务工作，构建更加完善的社区精神康复服务体系，现将修订的《广州市社区精神康复综合服务中心服务质量评估办法》印发给你们，请遵照执行。

特此通知。

广州市残疾人联合会

2019 年 10 月 18 日

广州市社区精神康复综合服务中心服务质量评估办法

第一条 为加强我市社区精神康复综合服务中心（含分中心，以下简称"中心"）管理，规范社区精神康复工作的工作秩序，特制订本办法。

第二条 本办法所称中心服务质量评估是指根据客观数据及信息，通过对中心开展服务质量评估，对中心进行规范化管理的机制与过程。

第三条 评估对象

评估对象为各区中心，需进行自我评价并接受实地评估。

第四条 评估工作的组织实施

各区残联自行组织本区的中心开展服务质量评估工作，委托具有相关服务经验且未承接本市中心的第三方机构，开展服务质量评估工作。

第五条　服务质量评估采用评分制。数据指标按照每一项指标值进行打分，评估组将最终给出中心的服务质量评估的总分，并按总分进行等级评价。

第六条　服务质量评估周期

服务质量评估以每个自然年为一个评估周期，每年进行两次，分别为中期和末期评估。各中心承接机构在年度工作量（总服务工时以及下辖的直接专业服务工时、间接专业服务工时和辅助性服务工时）完成进度达到50%或100%后，可向服务购买方提交书面申请评估报告和自评报告。中期评估不迟于当年7月底前提出申请，末期评估不迟于当年11月底前提出申请。未在规定期间内提出评估申请，评估等级定为不合格。

服务购买方应在机构提出申请30日内完成评估工作。

第七条　服务质量评估主体和评价方法

评估工作采用多方评价主体打分的方式。

评估主体包括：评估组、服务购买方、服务对象（抽样）。

评价方法包括：查阅评估对象相关记录和档案、现场考察、随机访问等。

第八条　评估指标体系

评估指标体系由基本设置、运营管理能力、项目运作状况、项目产出、项目成效、经费使用以及财务管理状况6大部分组成。各指标按实际得分汇总，满分为100分。评估指标体系依据承接机构的承接年限进行调整，以适应项目不同的发展阶段。

中心更换承接机构后第一年，服务质量工作遵照的检查评估指标体系由基本设置、运营管理能力、项目运作状况、项目产出、项目成效、经费使用以及财务管理状况6个一级指标、14个二级指标、19个三级指标组成。各项指标分值百分比如下：

一级指标	二级指标
基本设置（10%）	硬件（4.5%）
	软件（5.5%）

（续表）

一级指标	二级指标
运营管理能力（10%）	运营资质（1%）
	架构（2%）
	规章制度（2%）
	沟通机制（2%）
	迎检工作情况（3%）
项目运作状况（20%）	项目设计（6%）
	项目记录（6%）
	专业性运用（8%）
项目产出（34%）	服务产出指标的完成（34%）
项目成效（14%）	服务成效指标的完成（14%）
经费使用及财务管理状况（12%）	财务管理（7%）
	经费管理（5%）

其他服务年度的服务质量工作遵照的检查评估指标体系由基本设置、运营管理能力、项目运作状况、项目产出、项目成效、经费使用以及财务管理状况 6 个一级指标、15 个二级指标、20 个三级指标组成。各项指标分值百分比如下：

一级指标	二级指标
基本设置（10%）	硬件（4.5%）
	软件（5.5%）
运营管理能力（10%）	运营资质（1%）
	架构（2%）
	规章制度（2%）
	沟通机制（2%）
	迎检工作情况（3%）

（续表）

一级指标	二级指标
项目运作状况（20%）	项目设计（6%）
	项目记录（6%）
	专业性运用（8%）
项目产出（14%）	服务产出指标的完成（14%）
项目成效（34%）	服务成效指标的完成（24%）
	特色服务项目的完成（3%）
	康复效果评价（7%）
经费使用及财务管理状况（12%）	财务管理（7%）
	经费管理（5%）

基本设置一级指标，主要反映中心的硬件设置和软件配置情况。

运营管理能力一级指标，主要考察中心的承接机构是否符合承接资格，是否具有完备的架构、规章制度、沟通机制。

项目运作状况一级指标，主要评估中心的项目进度，以及项目记录的完备性、真实性和专业性运用。

项目产出一级指标，主要考察中心的指标完成情况。

项目成效一级指标，主要考察中心的项目成果。

经费使用以及财务管理状况一级指标，主要考察财务管理的合法性、规范性和经费管理的合理性。

第九条　年度定期评估工作程序

（一）评估对象自查：评估对象根据相关要求，认真组织自查，准备有关资料，撰写自评报告。自评报告包括服务开展的情况、取得的成果、存在问题分析、下一步工作计划、各项服务工时完成情况统计、不少于400名服务对象的工时情况统计等内容。

（二）评估通知：服务购买方根据各中心承接机构提交的评估申请材料，认为符合评估条件的，将委托第三方机构开展评估并在评估前3天通知评估对象；日常抽查评估安排在工作日进行，不再提前通知。

（三）实地评估：评估组审阅自查报告，并对评估对象进行实地评估，收集资料信息，出具相应指标的评价意见；对服务对象进行服务满意度抽样调查。

（四）评估主体评分：评估组、服务购买方、服务对象分别评分，有关结果汇总至评估组。

（五）统计分析、出具报告、审定评估结果：评估组对各评价主体的打分进行统计、分析，撰写评估报告。

（六）服务购买方按照评估组出具的评估报告，把参加评估的中心按照得分情况划分为：合格（70—100 分）、基本合格（60—69.9 分）、不合格（0—59.9 分）三个等级，并书面告知评估对象。视情况约谈评估对象，反馈评估情况。

（七）服务购买方应当于每年 12 月 30 日前，将年度的社区精神康复综合服务中心的评估工作情况和评估报告报市残联。

第十条　年度定期评估等级的效力

中期评估评定等级为合格的，可进行服务经费半年结算，并按服务合同获得相应的购买服务经费；中期评估结果为基本合格的，服务承接机构根据评估意见进行整改，区残联认可整改后，拨付相应的购买服务经费并须每月向区残联提交书面月度工作情况汇报；区残联不认可整改的，购买服务经费不予支付。中期评估评估结果为不合格的，购买服务经费不予支付并终止合同。

末期评估（非最后一个服务年的评估）评定等级为合格的，可进行服务经费年度清算并签订下一年度服务合同；末期评估结果为基本合格的，服务承接机构根据评估意见进行整改，区残联认可整改后，拨付剩余购买服务经费并签订下一年度服务合同，新的服务合同应增加尾款留存比例，且须每月向区残联提交书面月度工作情况汇报；区残联不认可整改的，剩余购买服务经费不予支付。末期评估结果为不合格的，剩余购买服务经费不予支付并终止合同。

第十一条　评估的投诉复核与保密机制

（一）接受评估的对象对相关评估过程或结果有异议，可于接获评估结果之日起 3 个工作日内，向服务购买方提出书面复议申请，逾期将不予受理，并以一次为限。服务购买方应于 15 个工作日内组织第三方机构进行核查，并将处理结果通知相关评估对象。

（二）机构认定部门、第三方评价机构和评估对象不得向其他组织或个人透露与评估工作有关信息。

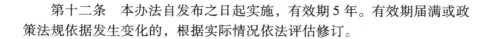

第十二条 本办法自发布之日起实施，有效期 5 年。有效期届满或政策法规依据发生变化的，根据实际情况依法评估修订。

附件：

1. 广州市社区精神康复综合服务中心服务质量指标体系

2. 广州市社区精神康复综合服务中心服务质量指标评估标准及检查办法（略）

3. 社区精神康复综合服务中心中/末期评估自评报告模板（略）

附件 1：广州市社区精神康复综合服务中心服务质量指标体系（更换承接机构后第一年）

一级指标	二级指标	三级指标	评价主体
中心基本设置（10分）	硬件（4.5分）	开展服务场地	
		办公场地	
	软件（5.5分）	人力资源	
运营管理能力（制度、规章、危机处理）（10分）	运营资质（1分）	合法性	评估组
	架构（2分）	完整性	
	规章制度（2分）	完整性、合理性	
	沟通机制（2分）	顺畅性	
	迎检工作情况（3分）	完备性	
	项目设计（6分）	合理性	
	项目记录（6分）	完整性、真实性	
项目运作状况（进度、记录、专业性运用）（20分）	专业性运用（8分）	专业技巧的应用	
		专业技能的提升	
		专业道德的维护	
项目指标（项目工时、固定服务对象服务工时的完成进度）（34分）	项目指标完成进度（34分）	完成情况	评估组
项目成效（服务人群、社区、利益相关群体的改变）（14分）	服务成效指标的完成（14分）	整体目标实现情况	评估组、服务对象
		对所在社区的影响	
经费使用以及财务管理状况（使用规范、符合标准且公开透明）财务审计（12分）	财务管理（7分）	合法性	评估组
		规范性	
	经费管理（5分）	合理性	

广州市社区精神康复综合服务中心服务质量指标体系（2）（其他服务年度）

一级指标	二级指标	三级指标	评价主体
中心基本设置（10分）	硬件（4.5分）	开展服务场地	评估组
		办公场地	
	软件（5.5分）	人力资源	
运营管理能力（制度、规章、危机处理）（10分）	运营资质（1分）	合法性	
	架构（2分）	完整性	
	规章制度（2分）	完整性、合理性	
	沟通机制（2分）	顺畅性	
	迎检工作情况（3分）	完备性	
项目运作状况（进度、记录、专业性运用）（20分）	项目设计（6分）	合理性	
	项目记录（6分）	完整性、真实性	
	专业性运用（8分）	专业技巧的应用	
		专业技能的提升	
		专业道德的维护	
项目指标（项目工时、固定服务对象服务工时的完成进度）（14分）	项目指标完成进度（14分）	完成情况	评估组
项目成效（服务人群、社区、利益相关群体的改变）（34分）	服务成效指标的完成（24分）	整体目标实现情况	评估组、服务对象
		对所在社区的影响	
	特色服务项目的完成（3分）	特色服务项目实施状况	
	康复效果评价（7分）	服务对象康复情况	
经费使用以及财务管理状况（使用规范、符合标准且公开透明）财务审计（12分）	财务管理（7分）	合法性	评估组